자생치유 철학 의백서(醫白書)

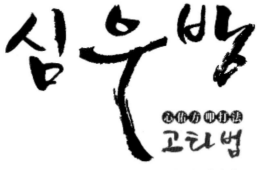

심우방
心佑方 叩打法
고타법

제2판 개정판

한인(韓印) 조 증 래

도서출판 정음서원

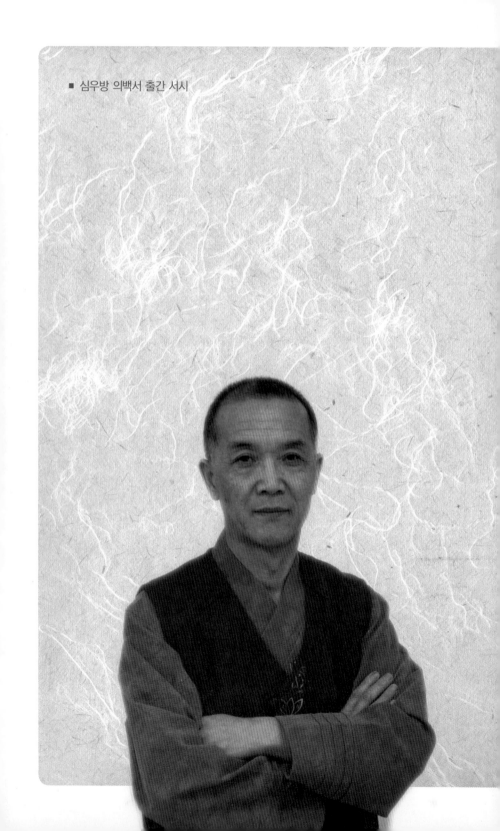

구도의 길

사랑하는 님이
피안의 세계로 먼저 간 후
피할 수 없는
생로병사의 비밀 앞에
끝없는 질문과
화두를 가지고
깨달음의 길을 찾아
동서남북 발길을 옮길 때
자연의 섭리와
인생의 철학이 보여지고
생명의 소중함에
자아를 버리고
아픈 이들을 하늘처럼 섬기며
병인들의 아픔안에
마음이 녹아 들고
가고 다시 오지 못하는
바람같은 인생 앞에
오늘도
새로운 화두를 가지고
구도의 길을 갑니다.

– 2008년 심우방 회원

心怡方

醫白書 叩打法

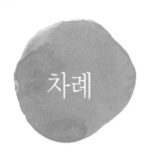

차례

천금(天金)같은 내몸을
잘못 다스린 죄가 질병이란 고통이며,
고통과 깨달음으로 얻은 건강은
행복의 기준이다.

한인(韓印) 조 증 래

　　필자가 세계 어느 곳에서도 찾아 볼 수 없는 독창적인 의술에 입문하여 병원에서 못 고치는 병을 건강지도로써 다스리고, 병마와 싸우고 있는 숱한 사람들에게 심체운명(心體運命)이란 지혜를 베풀어온지 어언 20여년이 흐르고 있다.

　　그동안에 필자의 의술 철학에 공감하고 '모든 질병과 질환은 잘못된 생활 습관과 철학에서 비롯된다'는 지혜를 따르는 동지들과 함께 건강지도단체 '심우방(心佑方)'을 꾸렸으며, 그렇게 심우방과 인연을 가진 동지들은 20여년이 된 지금에도 한결같이 '자신의 병은 자신 스스로 가정에서부터 고친다'는 지혜를 실천하고 있다.

　　그러나 수십년의 연륜을 쌓으며 병마로부터 사람을 구제하는 길에서 어찌 순탄한 길만 있었겠는가? 세상 음양의 이치는 상대성의 원칙에 따라 맞물려 돌아가기 마련이거니, 인생사 굴곡부침을 안타깝게 여길 수 있을지라도 어찌 함부로 우연에 돌릴 수 있겠는가?

필자는 소년시절 죽도록 맞아본 일이 계기가 되어 무술을 배워 한때는 주먹도 멋지게 써 보았고, 1972년 10월 유신 이후에는 주먹계를 떠나 산업현장에서 열심히 일하여 돈도 좀 벌면서 정치인도 도우며 나에게 걸맞지 않은 삶도 잠깐 살아 보았다. 그렇게 무심하니 살면서 내 스스로 창작한 언행과 품행이 주위의 평가 대상이 되어 때로는 존경도 받고 때로는 비판도 받았다.

하지만 세상이 바라보는 눈길은 늘 곱지만은 않았으니, 그럴 때마다 나름의 완고함으로 '세상의 눈은 산만 보고 산속은 보지 않으려 한다'는 비판도 해 보았으나, 손발은 커녕 눈도 없는 세상의 풍파에 어찌 씻기고 닳지 않겠는가? 하여 이제는 세월과 함께 자연계 음양의 이치에서 한치도 벗어나지 못하고 순응하는 몽돌이 되었다.

한(恨) 많은 풍파 속에서 사랑하는 가족을 병마와 부주의로 잃고 그 한(恨)을 안고 의술로 승화시키는 계기가 되었으니 이 또한 자연의 이치가 아닌가 여겨진다. 그래서 필자는 내 자신의 삶을 되돌아 보면서 산전수전(山戰水戰)을 넘어 만고풍상(萬古風霜)의 인생 길이라 표현했다.

수십년의 만고풍상 인생길에서 깨달음으로 남는 게 있다면 자신과의 싸움으로 득한 의술을 베풀어 오면서 다듬어진 나름의 건강 철학이다.

그동안 주위의 지인들과 그간 다녀간 심우방 회원들의 권유로 누구나 참고할 수 있는 건강지도서를 쓰려고 하였지만 독학으로 연구한 것이 전부인 데다가 빈약한 글재주로 책을 쓴다는 것이 그리 쉬운 일인가. 한없이 망설이기를 수년의 세월이 지나서 그나마 조금 다듬어지기에 그간 저자가 공부한 내용을 책으로 엮어 본다.

『철학 의백서(醫白書) 심우방 고타법(叩打法)』에서 가르치는 건강 지도의 원리는 자연의 이치에 순응하는 지극히 당연한 철학에 바탕을 두고 있다.

모름지기 모든 생명체는 자연의 이치에 순응해서 그 최선의 행복을 구가하는 것이니 이를 생명체의 건강이라 하거니와, 우리 인간 심체운명(心體運命)의 행복도 여기에서 비롯되는 것이며, 그래서 역으로 행복의 기준은 건강이라고 하는 것이다.

또한 자연계 음양의 상대성 원칙에 따라 맞물려 돌아가는 모든 현상에는 원인 없는 결과는 있을 수 없기에 문제의 근원을 알면 답이 없는 문제는 있을 수 없는 것이며, 질병 또한 그러하다.

우리 몸이 아프고 병(病)이 나는 것 역시 그 원인이 있을지언대, 그 근본 원인은 바로 잘못된 생활 습관과 (그릇된 의식주) 철학에서 비롯되는 것이니, 자신이 스스로 만든 고통을 스스로 고쳐야지 누구에게 맡길 수 있겠는가?

그러므로 본 의백서는 그 원인을 가장 잘 아는 독자가 스스로 그 근원을 찾아 자신의 병을 고쳐서 '행복의 기준이 바로 건강에 있음'을 깨닫도록 하는데 주안점을 두었다. 이것은 우리 삶의 과정을 고침으로써 질병이라는 삶의 결과를 다스린다는 의미가 담겨 있다. 과정을 무시하고서는 결과를 다스릴 수 없으며, 자연계의 질서는 과정이 결과를 결정하면서 변화해 나간다는 이치를 잘 이해해야 한다.

첨단의 과학기술을 활용한다는 현대 양의학이나 고의서를 바탕으로 건강 길잡이를 한다는 한의학이 21세기가 지나도 암이나 당뇨는커녕 고혈압 중풍(뇌경색)도 못 고치는 이유는 근본적으로 이러한 생활 과정을 무시하고 몇 가지 측정 수치의 결과에만 치료 기준을 두기 때문이다. 그 결과 번번히 일시적인 처방 조치에 머물러 재발의 위험에 항상 노출되어 있는 것이다.

특히 현대 의학은 신체 각 부분을 나누어 전문화된 진단이 발전하고 있다고 자랑하지만, 역으로 그것은 현대의학이 질병의 근원에 다가가지 못하는 한계로 작용한다는 사실을 알아야 한다. 가령 우리 신체는 하나의 혈관(핏줄)에 의하여 유지되고 기능하는데 신체 부위를 분리해 버리면 어찌 전체의 종합적 진단을 바랄 수 있겠는가? 결국 전체 원인을 무시하고 부분적 결과에 치료기준을 두게 됨으로써 현대 의학은 스스로 한계에 갇히게 되는 것이다.

또한 이와 비슷한 원리로 해가 다르게 온갖 비타민제 등 여러가지 영양제나 항생제가 엄청나게 쏟아지지만 질병을 예방하거나 다스리는 길과는 거리가 멀다. 오히려 양약이나 비타민 등 고영양제에 길들여진 신체 장기는 되려 본래의 기능이 저하되어 현실에서는 원인도 알 수 없는 난치병이 늘고 있는 것이다.

그러면 잘못된 생활 습관과 철학은 어떤 기전으로 병에 이르게 되는가? 양의학이든 한의학이든 질병의 근원을 환자 자신이 아닌 외부에서 찾는 한 이것을 밝힐 방법은 없으며, 자연계 음양의 상대성 원리를 인정하지 않는 한 그 질병 발생의 원리를 제대로 이해할 도리가 없다. 그것은 부적절한 환경에서 나무가 곧게 자라지 못하고 휘어지는 것과 같은 원리이거니와 세상 어느 문헌에서도 이러한 원리를 찾을 수 없으니, 잘못된 생활습관에서 비롯되는 질병 발생의 근원은 첫째가 신체골격의 비틀어짐이요 이로 인하여 오장육부가 차가워 지는 것이다.

우리 신체 존재의 기본은 신체골격계라 하여, 목(경추), 등(흉추), 허리(요추), 양 골반 그리고 꼬리뼈(천, 미추)로 구성된다. 이 중 꼬리뼈는 비행기의 꼬리날개와 같이 신체의 밸런스(균형)를 유지해 주는 기능을 하나니, 이 기능이 정상적으로 작동할 때 비로소 위로는 허리와 등과 목, 아래로는 고관절로부터 무릎과 양 발목에 이르기까지 다양한 동작에도 불구하고 밸런스가 유지되는 것이다. 그러므로 움직이는 생명체 치고 뼈없는 하등동물이라도 반드시 신체의 균형을 잡아주는 꼬리가 있는 법이다.

이러한 꼬리뼈를 중심으로 한 신체골격계는 마치 자동차의 프레

임과 같아서 이것이 제대로 밸런스를 유지하고 안정된 이후에야 비로소 건강과 질병을 논할 수 있는 것이다. 첨단이라고 하는 현대 과학이나 의학에서 꼬리뼈를 신체의 퇴화기관 정도로 알고 있으니 건강과 질병의 근원에 접근할 수 없으며, 다만 경험적으로 꼬리뼈 부위를 다칠 경우 수술이나 해부를 해서는 안되며 가만 두어야 한다고 말할 뿐이다.

심우방 고타법은 꼬리뼈(천추·미추)를 기준으로 신체의 골격계를 정체(正體)시켜 본래의 유연성을 회복케 함으로써 신체 각 기능의 건강성을 긴밀하게 길라잡이하는 것이다.

필자가 고안한 고타법이란 어떤 이유로 균형을 잃은 꼬리뼈를 함부로 힘을 가하거나 손댈 수 없기 때문에 미세한 충격과 진동을 주어 자체적으로 균형을 회복케 하는 방법으로서, 마치 긴밀하게 맞물려 조립된 기계장치가 뒤틀렸을 때 그것을 해부함 없이 미세한 충격과 진동을 주어 각 부품의 정상 위치를 회복시키고 그 기능을 정상화시키는 것과 같은 이치이다.

또 한가지 몸이 차면 만병의 근원이 된다. 간단한 예로 신체의

心怡方

비장과 심장은 따뜻하기에 암에 걸리지 않는다. 그러나 우리 몸의 차고 따뜻함은 음양의 이치로써 구분될 뿐만 아니라 의식주 습관과 아주 밀접하게 관련되어 있다. 현대 과학의 수단으로는 온도계 이외에 측정방법이 없기 때문에 일면적인 평가를 피하지 못하고 의식주의 생활 습관과의 관련성을 외면하는 것이다. 최근 몇 십년간의 의식주의 서구화가 진행될수록 예전과 다르게 질병의 종류 및 발생률이 늘어나는 것을 조금이라도 관련지어 살펴본다면 그 의미를 이해할 것이다.

이상으로 필자가 본 의서를 통해 독자에게 인식시키고 싶은 중요한 몇가지 요점을 추려 보았지만, 누구에게나 생명과 질병은 예약된 필연이며 상대성의 원리에 따라 손바닥의 양면처럼 분리할 수 없다는 이치를 알아야 한다.

자신의 생활습관을 잘 관리하면 건강과 행복을 유지하고 잘못 관리하면 어떤 질병이든 예약되어 있는 것이 자연의 섭리이다. 그래서 필자는 자연 섭리에 존재하는 우리 인간을 심체운명(心體運命)이라고 표현한 것이다.

본 의서를 3번 정도 관심을 가지고 정독하면 병고치는 게 제일 쉽다고 느낄 것이다. 또한 누구든지 심우방 홈페이지(www.simwoobang.com)를 방문하여 교정체조 동영상을 참고하도록 권한다.

참고로 건강지도법에 대해서 한마디 덧붙인다.

최고의 건강지도법이란 부작용이 없어야 하며, 또 양약이나 한약을 함부로 투여하거나 신체를 해부(수술)치 않고 자연 본래의 신체 기능이 정상으로 회복되도록 길라잡이 하는 것이며, 그래야 비로소 그 건강지도법을 최고의 의술이라고 할 수 있는 것이다.

모름지기 모든 생명체 중 지혜가 높은 우리 인간을 만물의 영장이라 했다. 만물의 영장인 사람의 생명을 다루는 의술은 당연히 자연의 섭리가 으뜸의 기준이 되어야 한다. 그러므로 그러한 의술 철학을 갖춘 의술인은 어떠한 선입관이나 편견에서도 벗어나고 심지어 종교적 성향도 초월하여 모든 이의 생명(生命)을 위한 길라잡이로서의 자세를 가다듬고 자신을 다스릴 때 진정한 의술인으로 평가받을 것이다.

그러한 진정한 의술인의 길은 몇가지 지식을 쌓고 의술을 습득

했다 해서 누구나 갈 수 있는 그런 순탄한 길은 결코 아니다. 몇 가지 지식이나 의술로써 '진정한 의술인'이라고 주장할 수 있다면 나 자신은 애초부터 그 길에 발을 내디딜 필요도 느끼지 못 했을 것이다. 진정한 의술인의 길은 세상에서 가장 힘든 싸움인 자신과의 싸움을 이겨내면서 쌓아 이룰 수 있는 덕목이다. 그 덕목은 딱히 가리켜 말하기는 어렵지만, 그러한 덕을 쌓고 있는 삶을 살고 있는지 아닌지는 쉽게 알 수 있으니, 곧 남에게 덕(물질이 아닐지라도)을 베풀며 삶을 행하고 있는지로써 그 덕이 문득 드러나기 때문이다.

요컨대 세상에서 자신을 찾아 의지하며 기대하는 이가 가족과 형제를 제외하고 자신의 주위에 얼마나 많은 지가 그 공덕(功德)의 근본이 되고 행·불(幸·不)의 갈림길이 될 것이다.

2019년 1월

한인(韓印) 조 증 래

근 본

신체의 뿌리는 유전자이다.

유전자의 뿌리는 장기이다.

장기의 뿌리는 위장이다.

위장의 뿌리는 음식(입으로)

음식(입)의 뿌리는 음식습관이다.

습관의 뿌리는 심(마음)이다.

마음의 뿌리는 생각+환경이다.

환경+생각의 뿌리는 철학이다.

철학의 근본은 생명이다.

心怡方

제 1 편

의술로 승화된
삶과 죽음의 한

나는 본래 의사가 아니었지만
왜 이 의서(醫書)를 집필하게 되었나?

나는 이름이 조증래이고 호는 한인(韓印)이다.

1954년 2월 17일(음) 경상남도 함안군 가야면 광정리(廣井里) 133-1번지 외딴집에서 태어났다. 이곳은 지방도로를 따라 남쪽으로 약 0.8km를 가거나 북쪽으로 1.2km를 가야 동네를 찾을 수 있을 만큼 허허벌판이었다. 부모님은 내가 태어나기 전에는 본적지인 경상남도 함안군 함안면 대산리 684번지(한절골)에서 1950년까지 사셨는데, 딸만 5녀가 있다 보니 활인공덕(活人功德)을 하면 아들을 얻을 수 있다는 누군가의 말을 듣고 이곳 광정리에 집을 지어 이사를 하셨다. 그후 이 외진 곳에서 내가 태어난 것이다.

어려서부터 나는 부모님의 뜻과는 다르게 공부하기 보다는 스포츠에 관심이 더 많았다. 지금이야 운동선수도 재주꾼이며 잘 풀리면 대중의 스타가 되기도 하지만 그 당시는 주위로부터 손가락질이나 받는 약간의 문제아들이 모여 즐기는 것이 운동이었던 것으로 알고 있다.

초등학교 3학년까지는 충실히 학교도 잘 다니며 공부도 열심히 하였지만 4학년 1학기말부터는 차차 학교와는 거리가 멀어지고 간간이 결석하는 날이 늘어나더니 출석일 못지 않게 많아졌다. 그럭저럭 초등학교(당시-국민학교)를 졸업하고 중학교에 진학하였지만 자신도 모르게 조금씩 거칠게 변화되는 성장과정을 거치면서 결국에는 중학교 1학년 말에 자퇴하였다.

우리 식구는 아버님과 나를 빼고는 여자만 7명이었다. 하나뿐인 외아들이 잘못되어 가고 있음을 알아채신 부모님께서는 내 이름도 몇 번 개명(改名)해 보았고 심지어 조부모님 산소도 이장(移葬)해 보았다. 당시 기억으로 부모님께서 음식을 준비하여 가까운 친지들에게 음식대접하면서 '우리 중래 이름을 민수, 성문 등으로 개명했다고 그렇게 불러 달라'고 부탁하였으니 그때 부모님 심정이 오죽했을까.

좋지 않았던 일로 16세 때는 처벌도 받았고, 17세 때는 마산에서 잠깐 폭력 써클에도 몸담았다. 18세 때 2살 연상인 집사람을 만났으며 19세(1972년)에 또 한번 법의 처벌을 받았다. 지금 생각하면 그때의 나는 철도 없었지만 불의(不義)를 보고는 못 참는 타고난 천성 때문이었다고 생각된다.

이후 20세가 되던 1973년 10월 아버님께서 세상을 떠나셨고 이후 6개월 만에 어머님마저(당시 60세) 중풍으로 자리에 누우시게 되자 나는 먹고 살기 위해 아버님 장례식 직후 고향 함안을 떠나 외진 곳, 아니 나의 과거를 아무도 모르는 공업단지인 울산으로 급히 이사를 하였다. 당시 현대조선공사(현대중공업)에 별다른 기술이나 특기도 없는 몸이라 잡부로 취직하여 정말 열심히 살았다. 물론 살아가는 과정에서 몇 번의 마음을 흔드는 고비는 있었지만…….

1978년 당시 25세가 되던 10월에는 다니던 회사를 그만두고 개인 사업을 시작하게 되었다. 그런데 32세 되던 해인 1985년부터 나의 인생길에 검은 구름이 생기기 시작한다. 어머님은 여전히 중풍으로 고생하고 계셨고, 큰 아들이 약간의 교통사고를 당하고 또 하던 사업도 어려워지면서 집사람도 걱정이 늘기만 하였다.

아내는 그해 말부터 시름시름 아프기 시작더니 결국 이듬해 (1986년) 7월 23일 만성신부증이란 병으로 35세 나이에 세상을 떠났다. 어린 자녀 2남 2녀(7~12세)를 남겨두고 아내는 아무 말도 남기지 못한 채 머리 좋은 의사들의 무성의와 무관심한 방치 아래 중

환자실에서 홀로 꺼져갔다.

아내가 남기고 간 것은 원통한 한뿐이었다.

당시는 의료보험 체계가 미흡하여 아내는 일반 환자로 중환자실에 수개월 동안을 입원하고 있었다. 중환자실 밖에는 엄연히 보호자가 항시 대기하고 있었건만, 병원측은 중환자실의 아내가 숨을 거둔 것도 모르고 있다가 사망 후에야 밖에 보호자에게 알렸던 것이다.

"왜", 35살 된 젊은 여인이 4남매를 두고 가는 엄마로서 할 말이 없었을까? 그것도 7~12살짜리 4남매에게……. 밖에는 당시 나의 넷째 누님이 항시 대기 하고 있었는데 말이다.

병원의 사과를 받고 겨우 울분을 삼키며 4일장으로 1986년 7월 26일 내 고향 함안으로 운구하여 집사람을 영원한 곳에 묻었다. 당시는 여름이라 낮 기온이 기억으로는 섭씨 34도가 넘는 무더운 날씨였던 것으로 안다. 장례 당시 내 고향 젊은 선, 후배들이 꽃가마(상여)에 집사람을 태우고 장지까지 약 1.2km나 운구(運柩)를 해주었다. 그 고마움을 나는 아직도 잊지 못하고 나의 가슴 속에 영원히 담아두고 있다.

집사람 장례식을 마치고 삼우제까지 지낸 후 49제라는 의식으로 탈상했다. 당시의 심정을 누가 어찌 상상할 수 있을까?

왜 그랬을까? 서른다섯 살 밖에 안 된 젊은 여인이 4남매(7~12

세)를 두고 가슴속의 한도 이야기 못한 채 세상을 떠나야 했던 이유가 대체 무엇이었을까? 박사라는 의사에게 철저하게 외면당하고 인격을 짓밟힌 채 아무런 말 한마디 없이 중환자실에서 누구도 지켜보는 이도 없이 세상을 떠나야 했는가?

나는 정말 무어라 표할 수 없이 분하고 원통했다. 비정한 세상과 똑똑한 의사에게……. 남에게 지고는 못사는 성격이라 더더욱 현실을 받아들이기는 힘들었다.

그래서 나는 맺힌 한을 풀려고 의술 공부를 하기로 했다. 그리고 자연속에서 자연과 함께 부대끼며 깨닫고 터득하였다. 이 책은 그냥 소설도 수기도 아닌 한(恨)을 가지고 공부하고 걸어온 한 남자의 40여 년 만고풍상(萬古風霜)의 길에서 얻은 삶의 철학과 생명의 가치관에 대하여 깨우친 바를 바탕으로 쓴 솔직한 고백서이기도 하다.

10년 넘게 공부하고 13년 동안 건강 지도한 2만여 명의 회원으로부터 얻은 참다운 삶의 열매인 의서(醫書)로서 그 근본을 철학과 의술의 바탕위에 세우고 그 이름 심우방(心佑方)이라 감히 명하고 펜을 들었다.

2

진실로 정성을 다하면
하늘도 감탄하여 지혜를 주고 깨우침을 준다

나는 유년시절 때부터 무엇이든지 내 마음대로 하고 사는 습성
이 몸에 배어 있어 여타의 종교나 토속 신앙 등도 나에게는 아무런
영향을 미치지 못하였다.

일찍 세상을 떠나간 집사람이 병원에 입원 중에 있을 당시 어느
날 처숙모님과 처형께서 나를 찾아오셔서 이래도 저래도 안 되니 굿
이나 한번 해보자며 조심스럽게 말을 꺼냈다. 나는 세상을 두려움
없이 살아온지라 굿을 해서 될 것 같으면 귀신도 내가 잡아오겠다고
하면서 한마디 단언으로 거절했고, 말도 안 되는 소리라며 그분들의
권유를 일언지하에 잘라 버렸다.

그런데 나의 강직한 성격을 아시는 처숙모님과 처형은 두말없이 돌아가셨지만, 당시 나의 집에서 살림을 살펴 주시던 둘째 누님께서 나를 보고, 외동아들에게 시집와서 2남2녀까지 손(孫)을 늘려주고 이제 조금 편하려니 몸이 아파서 사경을 헤매는 판에 뭐가 그리 어려우냐고, 만일 집사람이 잘못되면 처가의 서운함이 원망으로 남을 것이며 당시 33살이던 나는 새로이 장가 가려고 원망 아닌 원망을 듣게 된다는 누님의 말씀을 부정할 수가 없었다.

누구든 이런 처지를 한 번 당해 보면 이해할 수 있을까? 1986년 초부터 시작한 굿을 몇 번이나 했을까? 그 누구에게도 지고 못사는 저자는 그냥 한 번 무너진 자존심이라 걷잡을 수 없도록 수없이 굿을 했다. 집사람이 운명하던 전날 밤만도 울산 근교의 산에서 밤새워 굿을 했다. 우리말에 답답하면 샘을 판다고 했던가!

부모님께서 후손보존이란 생명체의 근본을 이으려고 아들자식 한 놈이라도 얻고자 어울려 살던 동네를 떠나 허허벌판 가운데 길옆에 외딴집을 짓고, 음력 1월 15일 정월 보름이면 새벽 동이 트기 전에 음식 준비하여 냇가를 찾아 개울물이 흐르는 곳에 용왕님께 기도 드리고, 음력 2월 초하루는 부엌에서 가정의 한 해 안녕을 기원 드리는 어머님의 정성 어린 토속신앙 모습도 나의 머리를 흔들었다.

더욱이 나의 고향 뒷산에는 조그마한 약수터가 하나 있는데 아들하나 얻기 위해 어머님께서 두 손을 비비며 100일 기도를 이 약수 터에서 드렸다고 알고 있으며, 앞서 말한 대로 조부모님의 산소 이장과 나의 이름 개명 등 내가 세상을 알고나서 걸어온 과거의 잘못된 길이 떠오르고 아들 하나의 장래(將來)를 위한 부모님의 마음 등, 무어라 어떻게 표현할 수 없이 괴롭고 머리는 터질 것 같았으며 한마디로 돌아버릴 지경이었다.

7살과 8살, 11살과 12살짜리 어린 것들. 그리고 어머님은 중풍으로 자리에 누워 계시고 가진 것 하나 없는 나에게는 어떤 희망이 있었을까? 생각해보면 나는 누구보다도 강하고 강한 자였다고 자부한다. 부러지면 부러졌지 잘 굽히지 않는 성격이었다. 허나 가정이 이 꼴이니 별수 없이 약해지고 말았다. 잠시 잠깐 다른 생각도 해보고 과음으로 순간의 고통도 넘겨보고 줄담배로 시간을 보내기도 했다. 어쩌면 그때는 순간이나마 나쁜 과거를 잊게 해주는 약이 술과 담배가 아닌가 싶었다. 나는 울기도 쓴웃음도 많이 해보았다. 너무 어이가 없어 삶을 포기하고 자살하는 이도 이래서 자살하는구나 하고 이해할 수 있었으며 또한 현실 도피하는 자의 심정도 헤아릴 수 있었다.

1986년 집사람이 세상을 떠나던 해 늦가을 11월 초순은 아버님 제삿날이었는데, 이날이 가까워 올수록 무어라 정리할 수 없을 만큼 머리와 마음이 복잡해 지고 걷잡을 수 없을 정도로 과거에서 먼 미래까지 온갖 세상사의 여정이 나를 흔들었다. 10여일 이상 과거, 현재, 미래란 테두리에 사로잡혀 하루를 어떻게 보냈는지조차 모르고 지내다, 문득 내가 의술공부를 해서 정말 의술인이 한번 되어서 죽음보다 더한 두려움과 아픔의 고통을 없애 주는 사람이 되어 보자는 생각이 나를 유혹하고 있었다.

나는 그해 아버님의 제사를 모시고 나서 나 자신도 모르게 고향의 본산에 있는 약샘과 조부모님 산소, 아버님 산소, 집사람 산소를 돌면서 눈물 없는 마음을 삭이는데 의술공부란 화두(話頭)만이 마음에서 마음으로 계속 쌓여갔다. 물론 누님께서 돌봐 주고는 있었지만 어린 4남매를 두고 오랫동안 집을 비울 수는 없었다. 가벼운 봇짐을 준비하여 자신도 모르는 멀리 충남 공주에 있는 계룡산을 1986년 11월 초순에 가게 되었다.

어쩌면 현실도피였으리라.

왜? 그 어떤 스승도 없고 지금까지의 내 삶과 전혀 다른 병 고치는 의술을 해야겠다는 마음만 꽉 차 있는 터라, 의술공부 방법마저도 아니 그냥 집을 잠시 떠나는 것 외는 무슨 계획이나 길잡이가 없었기 때문이었다.

자신도 모르게 공주에 있는 동학사란 절 옆 산 계곡 길로 약 2

시간 정도 그 무엇에 홀린 듯 올라가니 약간의 평지가 있어, 그곳에서 2박 3일 울고 싶으면 울고, 소리 지르고 싶으면 큰 소리로 외치고, 주위의 돌멩이도 집어던지고 싶으면 던지고, 비닐로 바람만 피할 수 있게끔 쳐놓은 곳에 자고 싶으면 자고, 수시로 나를 묶어 흔드는 현실도 잠깐 잊기도 해보고, 평소 운동을 좋아 하였으니 말없이 서 있는 나무도 두들겨 패보고 작은 나무뿌리도 당겨보고, 하루 한 끼 먹고 그 외는 물만 먹으며 2박 3일을 지내니 얻는 게 뭐가 있었을까? 집에는 네 자녀와 자리에 누워계시는 어머님이 계시기에 나는 잠시 집으로 돌아왔다.

산을 다녀온 후부터 산속의 바람소리와 새소리 계곡의 물소리가 서서히 나도 모르게 나를 끌어당기고 있었다. 계룡산을 다녀온 후 일주일쯤 지나서 다시 간단히 짐을 챙겨서 이번엔 주왕산을 한번 가보자 하고는 먼저 고향의 산소와 산을 둘러보고 주왕산(경북 청송군)을 갔다. 지금과 같이 등산이 활성화되지 않아 산행하는 이는 그렇게 많지 않았으며 등산로도 제대로 만들어지지 않았다. 한마디로 매우 험준한 산길이었다. 하지만 나는 의술을 향한 집념과 도전정신으로 간 것이다.

물론 나는 세상이 싫어서 산으로 간 사람이라 그 당시에도 사람이 다니지 않는 곳으로 가서 앞서 계룡산에서 평소 생활처럼 지내고 왔다. 두 번째로 주왕산을 다녀온 후 15여 년 전에 돌아가신 아버님을 처음으로 꿈에서 보았다.

꿈에서 깨어난 나는 한동안 어리둥절하였고 정신마저 며칠 동안은 혼미한 상태로 지냈다. 태풍이 휘몰아칠 때 온갖 주위의 것들이 이리저리 뒹굴고 보는 이의 정신마저 흐트러지지만 태풍이 지나고 나면 온 세상이 고요해지듯이, 보고파도 볼 수 없었던 아버님의 모습을 꿈에서 본 후 내 자신도 비몽사몽에서 깨고 보니 정신도 맑아지고 머리도 가벼워졌으며 어떤 일이든 해낼 것 같은 희망적인 관념이 나를 편하게 인도(引導)하는 것을 느꼈다. 내 자신의 마음속에는 의술이란 화두의 골이 깊어지고 병 고치는 의인(醫人)의 길도 가까이 왔음을 느꼈다고 하면 독자는 어떻게 생각할까?

오랫동안 집을 떠날 수 없는 현실이 나 자신을 때론 흔들고 했지만 틈만 나면 내 자신이 가진 화두(의술)를 시야에 띄어놓고 명상으로 자신과의 싸움을 하면서 몰두하였다. 어떨 땐 불쑥 이산 저산(지리산, 계룡산, 주왕산, 태백산, 마이산 등)을 왔다 갔다 하면서 마디마디 곡절을 거쳐 의술의 근본에 대한 깨달음에 다가갔다. 이렇게 자신과의 싸움에서 승리한 결과 본 의서를 창조하게 되지 않았나 싶다.

내가 공부한 길에 하고 싶은 말은 수없이 많지만 수치로 환산하는 과학에 물들여진 지금의 세상에 일일이 다 글로 표현할 수 없거니와 눈으로 보여줄 수도 없음에 저자도 애석함을 감출 수 없다. 나 자신이 13년 넘게 오직 의인으로서의 길만 걸어왔음에 대한 평가는 오로지 독자의 몫이다.

이 말은 꼭 하고 싶다. 마음 공부의 기본인 명상의 길에 기본은 심청사달(心淸事達)의 자세이고 정신일도하사불성(精神一到何事不成)이란 철학으로 접하여 행한다면 뜻은 이루어진다고.

처음으로 자생치유 의술을 시험하다

이렇게 자연과 접한 지 어언 10년째, 재혼한 지금의 처 어머님 되시는 장모님이(올해로 80세이신데) 1996년 7월 11일 밤(당시 62세) 동네에 다녀오시다 길 옆 약 5m 아래로 추락하시어 다음날 새벽에 발견되어 울산대학 병원으로 옮겼으나 머리, 목뼈, 대퇴골 골절 등으로 당시 병원 의사로부터 너무나 위중하여 정상 회복이 힘들다는 판단을 받았다. 나는 나도 모르게 매일 저녁 장모님 입원실을 찾아 나름대로 마음의 기도와 함께 두 손으로 몸에 기(氣)가 통하도록 주물러 드리고 음식도 때론 선별해서 드시도록 최선을 다하였다.

가진 것도 별로 없고 자식도 4명이나 되는 나를 보고 누가 딸을 주겠는가? 조선시대도 아니고 과연 어느 부모가 나를 반겨주겠는가? 저자의 장모님 역시……. 장모님이 다치신 것은 대단히 미안하지만 나는 이 기회에 정성을 다해 장모님 치유에 혼신을 다하면 장모님의 마음이 바뀌시지 않을까 하는 마음으로 정성을 다하였다.

그렇게 매일 저녁 병원의 장모님께 가는데 입원한지 2달(60일)쯤 지나서는 장모님께서 눈에 보일 정도로 차도가 있어 보였다. 장모님은 몸에 이상이 생기면 우선 나를 의사보다 먼저 찾으셨다. 깁스(Gips)도 풀고 발을 묶었던 다리교정기 추도 철거하고 또한 머리에 부착한 뇌(뼈)교정기도 떼어내고 많이 나으셔서 이제 보호자가 약간만 도와드리면 걸어서 화장실을 갈 때쯤에 입원일이 약 90일 되었다. 그리고 120일(4개월)을 입원하고 계시다가 퇴원일이 정해지자 장모님께서는 우리 집으로 퇴원하겠다고 하시어 부랴부랴 집안 청소도 하고 도배장판까지 교체하여 퇴원 후 약 2개월 모셨다.

이후 지금까지 18여 년 동안 장모님은 당신 스스로 거동하시면서 집주변 텃밭에서 소일거리로 상추, 파, 고추 등 채소류를 재배하시어 용돈도 버시고 또한 아이들 용돈까지 주고 계신다.

입원 60여 일쯤 지나서 장모님께서 내 손을 잡으시며 '나는 조서방 땜에 살았고 이렇게 정성을 다해 준 자네에게 미안하다'는 말씀을 하시었다. 나는 지나서 보니 지성이면 감천이라 진실로 정성을 다하면 하늘도 감탄하여 지혜를 주고 이에 따른 결과도 준다고 깨우쳤다. 아니 1차 나의 자생치유 의술의 테스트도 해본 격이 되었다. 그러면서 그 옛날 허준 선생의 스승인 유의태 선생께서도 처음에는 이렇게 체험하며 공부하셨으리라는 생각도 하게 되었다.

거짓은 언젠가는 밝혀지는 법,
이제 내 양심대로 나의 체험담을 숨김없이 적어 본다.

잠시 뒤를 돌아보면 나는 1986년 11월부터 1996년 11월까지 생업 차 아주 조그만한 제조업을 운영하며 겨우 생활비 정도만 벌 수 있어 이를 가지고 생활하였다. 이 무렵의 자생치유 체험담을 하나하나 일일이 다 적을 수는 없지만, 가끔 주위에서 허리 아픈 사람, 음식 먹고 체한 사람, 발목 손목 접질린 사람, 중풍으로 또는 중병으로 고생하는 사람들이 소문을 듣고 찾아오곤 하였는데, 우리나라는 의료법이 보호하는 제도권이 상식이나 관습 또는 다른 법(法)보다 더 세어 나를 수없이 좌절시켰다. 이 현실을 잘 아는 나는 재혼한 집사람도 걱정하고 하여 계속 찾아오는 환자들을 피하다시피 하며 생활하였다.

그리고 얼마 후 1997년 6월 23일 작업장에서 나는 우측다리 두 곳을 크게 다쳐서(골절) 유명한 정형외과에서 수술을 하고 요양을 하였으나 걷는 게 너무 힘들었다. 게다가 1997년 11월은 세계경제위기와 더불어 우리나라도 IMF란 경제 파탄으로 나도 조그맣게 운영하던 제조업을 접어야 했다. 이후 다친 다리는 2년여 간을 집에서 요양하며 운동을 하였으나 회복이 잘 되지 않아 움직일 시에는 의료 보조구인 목발을 사용하여 잠시 가까운 곳만 겨우 다녀오곤 하다가 결국 과학의학으로부터 6급 장애 판정을 받고 병원 치료를 중단했다.

이때부터는 산에도 갈 수 없어 답답하고 여러모로 혼란스러웠지만 집에서 우측다리를 펴고 마음으로 명상기도를 하는 것이 조금이나마 마음 편하고 나 자신에 대한 허무함도 이겨낼 수 있었다.

이렇게 '내 다리는 내가 고친다'는 마음으로 그래야 의술 공부도 마무리 할 수 있다는 생각에 명상기도로 나날을 보내며 있는데, 처가댁의 맞은편에 사시는 분이 중풍으로 우측수족이 마비된 채 수개월동안 이 병원 저 병원 다녔으나 아무런 효과 없이 계시는데 내가 한번 보아 주었으면 한다는 말씀을 장모님으로부터 전해 들었다. 즉답하진 않았으나 이후 2~3일 지나도 마음이 편하지 않아, 나는 몸은 다쳐서 불편하지만 중풍환자에게 가보기로 했다.

가서 보니 내가 조금만 살피면 거동을 할 수가 있겠다는 마음이 문득 들기에 그날부터 매일 약 10~20분간 그 할머니를 만지고 두들기고 특히 꼬리뼈 부분을 많이 지압해 드렸다. 그러자 7일째 되던 날 할머니는 본인 스스로 벽을 잡고 움직여 화장실을 가시게 되었다. 거짓말 같지만 엄연한 사실임을 밝혀 둔다.[1]

행(行)하지 않으면 육체는 편하지만

행(行)하면 마음도 편하고 깨달음도 있을 것이다

나는 여기서 또 하나의 깨달음을 얻었다.

우리 집에서 그 중풍환자 댁까지는 차로 갈 때 약 15분 거리인데 불편했지만 왼발로 운전하여 내가 직접 왕래하였다. 여기서 나의 깨달음이란 다녀오면 몸은 힘들지만 마음은 편했다. 만약 반대로 내가 안가면 몸은 편할지 몰라도 마음은 몸보다 몇 배 더 힘들고 무거웠을 것이라는 것을 깨달았다. 마음의 노예는 육체(몸)가 아닌가.

나는 죽음보다 더 두려운 것이 아픔의 고통을 받고 있는 이(환자)를 피하는 것이다. 그것은 죄라고 느낀다. 내가 다리를 다친 것도 나에게 의술이란 복(福)을 주었는데 그 덕(德)을 베풀지 않으니 벌을 받아 다치게 하여 깨우치게 함이라 생각한다.

비록 나는 이 분을 움직이고 걷도록 해드리고 20여 일간 몸져(몸살) 누워 있었지만 마음은 편하였다. 흔히 우리는 한 끼 굶어도 마음 편한 것이 더 낫다는 말을 하지 않는가! 무리하였는지는 몰라도 힘들게 몸살을 하고 나니 다친 우측 다리의 회복율이 빠르다는 것

---

1) 앞에서 말한 대로 믿거나 말거나 나는 진실이다. 내가 13년 동안 수많은 사람에게 인정을 받고, 우리나라 주요 정부기관의 강의, 한의사 교육, 물리치료사 교육, 양의원 강의 등을 하였는데 이를 어떻게 이해하고 해석할 지는 전적으로 독자의 몫이다.

이 눈에 보일 정도로 느껴졌고, 2~3개월 만에 목발에서 지팡이로 바꾸어 잡게 되었다. 이때부터 지팡이도 던져 버린다는 마음으로 내 다리만 원만하면 아픈 이들을 고친다고 하면서 내 손으로 직접 다리에 침과 뜸을 놓고, 사혈요법, 운동요법을 쓰면서 기도와 명상하기를 1년여가 지나니 지팡이 없이 걸어 다닐 수 있었고 지금은 달리기도 한다. 그러나 현대의학에서는 장시간 보행불가 판정으로 지체장애라 결론 지은 것이었다.

심우방의 태동과 자연치유 건강지도 및 교육 활동

2000년 말부터 어떻게 소문을 듣고 가끔 나를 집으로 찾아오는 환자의 수가 늘고, 그중에는 뜻을 함께할 사람도 생겨나고 하여, 부득이 2001년 2월 중순 때부터는 이왕 건강지도를 하려면 더 많은 아픈 이들에게 지도하자는 목적으로 20여 평 남짓한 나의 집에서 주 이틀 동안만 무료로 치료하기로 하였다. 뜻을 함께 할 동지도 하나 둘 늘어나면서 10여 명 이상 되었고 이때부터 '심우방'이 태동(胎動)하게 되었다.

이렇게 저자의 조그마한 자택에서 1년 6개월 동안 수많은 아픈 사람들을 무료로 치료해 주었으나 이듬해 2002년 7월 20일 울산 지방검찰청 수사과에 의해 의료법 위반으로 구속되어 20일간 구금

되었다. 악법도 법이다. 병원에서 못 고치는 병을 돈 안 받고 고쳐주고 부작용 없는 건강지도 한 죄로(의료법 위반) 여름휴가 다녀왔다는 마음으로 나 자신을 달래 본다. 울산지방법원으로부터 벌금 700만원을 받았다.[2]

나는 앞서 말한 대로 IMF이후 경제적 여유가 없었다. 아이 중에는 입시생도 있었고 식구도 많았지만 의술로 평가받고 싶었지 상술(商術)로 돈벌이 하여 비판받고 싶지 않은 내 마음이 그간 공부하면서 가진 불변의 의지였고 확고한 결심이었다.

거두절미하고 2002년 9월부터 2005년 말까지 3년 넘게 울주군 소재 울산 온천에 다시 심우방을 개원하여 뜻을 함께하는 사람들의 희생과 봉사로써 매일 20~30명씩 많은 회원들에게 건강지도를 하였다. 나는 결코 잊지 못한다. 그때의 봉사 선생님들을 언제나 내 가슴에 담고 있을 것이다.(34쪽 사진 참조)

그러다가 울산에서만 건강지도하는 것이 한계라고 느껴져 보다 많은 사람에게 새 삶의 길을 열어 주고자 2005년 11월 서울로 가게 되었다. 물론 그동안 전국에서 입소문을 듣고 많은 사람이 찾아왔기 때문에 서울에도 우리 심우방 회원들(식구라 함)이 있었다. 2006

---

2) 저자의 자택은 1층 한옥주택 20여 평 되고 의료사고(부작용)도 없었고 대가도 받지 않고 무료로 치료 하였으며 언론에서는 1만여 명 이상 의료행위를 하였다고 하였으나 법의 심판으로 처벌은 1,005명으로 벌 받았다. 그것도 1심법원에서 벌금 1천만 원인데 저자는 돈이 없는 사람이라 항소하여 700만원으로 감면 되었다.

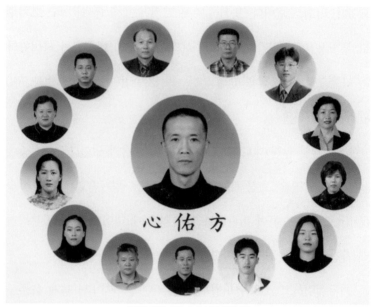

심우방 태동 시의 초대 봉사선생님들

년 3월에는 서울의 중심가인 강남에서 한의사, 물리치료사, 에스테 틱 등을 대상으로 주 1회 1일 3시간씩 10주간 30시간 기준으로 교 육도 시켰다. 숙명여대 사회교육원이나 발 관리 단체와 종교단체까 지 강의도 맛나게 많이 하였다.

잊을 수 없는 일이 있다면 서울생활 중 거동도 불편하고 수저 사용도 힘든 유명인사 서모 전 장관님께서 나를 찾아 오셨다. 인연 따라 만나 2007년 5월 15일로 기억하는데 이날 서울 송파구 석촌 동 소재 강남 교육 2기생 제자의 샵(Shop)에 내가 숙소 겸 묵고 있었는데 여기에 장관님을 모시게 되었다. 병원에서의 병명은 '파킨슨(Parkinsonism)'병으로 판정나 있었지만 2007년 9월 15일까지 4개월 동안 모시면서 당신께서 혼자 거동도 하시고 젓가락으로 생선뼈를 골라 식사하실 정도까지 치료가 되었으나 완치는 힘들었다. 나를 만나기 전에 이미 70세를 넘은 분에게 항생제(양약)를 2년 이상이나 복용하도록 한 것이 치유에 방해가 되었기 때문이었다.[3]

13년동안 2만여명을 자연치유로 지도한 심우방

운동선수들이 훈련 때 연습을 많이 하고 노력한 결과가 본선에서 좋은 성적을 낼 수 있다는 말같이 나의 길, 곧 독창적인 의술입문에서부터 펜을 잡는 이 순간까지 약 25년 넘게 걸어온 길만 글로 다 써도 몇 권의 책이 충분히 될 것이다. 그러나 이 책에는 삶에 필요한 산소(공기)와 같은 내용만 추려서 수록하니 독자들은 심우방의 홈페이지(www.simwoobang.com)를 꼭 방문하여 한번 아니면 2~3번 읽어보기를 권한다. 잃는 것보다 얻는 것이 더 많을 것이다. 홈페이지 언론방에는 그동안 저자가 청와대, 국세청 그 외 공개치 못한 기관을 비롯하여 한의사, 물리치료사, 에스테틱 등 13년 동안 수만 명에게 건강교육과 자연치유 건강지도를 해온 경험을 만날 수 있다.

---

3) 항생제가 어떤 것인지 독자 여러분들도 알고 있을 것이다. 항생제는 치료제가 아니라 고통과 함께 목숨을 연장시키는 즉, 연명(延命)제다. 따라서 환자의 고통을 순간 줄여서 오래 끌고 가는 습관성 마약 같은 것이고, 70세가 넘은 분에게 일회 약 10알이나 되는 양을 2년 이상 복용토록 한 것이다. 지금은 돌아가셨다. 그래도 그분은 나를 좋아하실 것이다. 이 심우방 의서는 장관님 주위 분들도 보실 것으로 안다.

자신의 병은 자신의 가정에서부터 고치시오

이제 모두의 글을 마칠까 한다.

첨단의 현대의학이 2000년대부터는 신문, 잡지와 지상파, 케이블방송을 통해 온갖 치료란 이름을 붙여 무차별 방영되고 있음을 부인치 못할 것이다. 그렇게 병을 잘 고치면 왜 환자가 줄어들지 않았는가? 만약 의료기기를 싹 치우고 환자를 고치려면 과연 가능할까? 왜 항생제 사용량은 갈수록 늘어날까? 그러므로 병을 치료하는 '의사'라기보다는 '의료기기 사용자'나 '의료기기 조작사'가 합당한 용어가 아닐까 싶다. 언젠가 미국의 한 유명 의학자는 「약이 사람을 죽인다」는 책을 펴내기도 했다.

2000년대 초부터 언론매체에 실린 무엇무엇이 임상단계이며 2~3년 내로 상용화하여 환자의 질병 치료에 사용될 것이라는 주기적 의학계의 학술발표 등은 어느 한 가지 제대로 된 것이 없음을 독자도 기억할 것이다. 그런지가 10여 년 지났는데 뭐 한 가지라도 된 것이 있는지 묻고 싶다. 환자는 도리어 늘어나고 항생제 사용량도 더 늘어나고 있으니 안타까움을 금할 수가 없다. 나는 감히 말한다. 이 세상 모든 생명체 중 지혜로써 창작의 삶을 이어가는 만물의 영장인 세계 모든 사람들에게 선포한다!

이 책 「심우방 고타법」 의서(醫書)를 충분히 필독하고 이행하면 그 무엇보다 병(病) 고치는 것이 제일 쉽다는 것을 알게 될 것이다. 왜. 질병과 질환은 잘못된 생활습관에서 발생한다는 것을 알게 되기 때문이다. 내 몸속에 있는 독안에 든 쥐는 자신이 잡아야 한다. 심우방이 길라잡이 할 테니 '자신의 병은 자신의 가정에서부터 고치시오'라고 말씀드린다. 저자도 자식과 손자, 손녀가 있다. 본 의서(醫書)는 내 가족도 볼 것으로 알고 저술한다.

심우방(心佑方)이란 마음 心, 도울 佑, 방향 方이다. 즉, 마음으로 도우는 방향을 지도한다는 뜻이며 이는 초대 봉사 선생님들께서 1주년 때 명명하였다. 심우방 로고도 함께 여러 선생님의 의견으로 탄생한 것임을 밝힌다.

심체운명과 불변의 차(茶)

신체는 마음의 노예다. 마음과 신체를 교란시키는 또 하나의 무형체인 '생각'이란 자연계가 있는데 이놈이 자신을 웃기기도 울리기도 죽이기도 살리기도 한다.

저자 스스로 의술 공부에 입문하여 지금까지 걸어온 지 어언 25년 지났다 그간 순탄한 길만 있었을까? 상대성이란 자연의 이치를 보면 절대 그렇지 않다. 오히려 힘들고 어려운 시기가 더 많았다. 때로는 고행을 수행 삼아 하루하루 걸어온 길을 한마디로 표한다면 가난과 질병을 뼈저리게 겪어 본 한 사나이의 가슴에 맺힌 한(恨)이 표출되었다고 읽어 주었으면 한다.

마무리 편에 저술하겠지만 이 길이 누구나 할 수 있는 일이었다면 재주가 많다는 소리를 듣고 있는 내가 의도(醫道)의 길이 아닌 다른 길로 갔을 것이다. 운명(運命)이란 가연성에 누구나 행·불(幸·不幸)할 수 있다. 이를 나는 심체운명(心體運命)이라 했고, 세상의 여러분 중 혹시 병마와 싸우고 계신 분은 이 차 한잔을 마음으로 타 드시라고 불변의 차(茶)라 명하였다. 또한 살다 보면 이럴 때 저럴 때가 있다. 만족스럽지 못해 힘들면 이 글을 한번 읽어 보시길 바란다.

본 의서(醫書) 심우방(心怡方)을 보고도 병 고치는 것이 어렵다면, 아니 잘 안되면 홈페이지를 보고 실행하면 답 없는 문제는 없을 것이다. 세상에는 거짓과 과장이 판을 치고 있다. 또한 자기자랑들이 넘치고 있다. 하지만 나는 거짓을 가장 증오하는 사람이다.

아픈 만큼 성숙한다고 하였던가? 아니면, 비 맞아 젖은 땅이 다져진다고 하였나요. 바닥까지 떨어져 보고 더 떨어질 데 없는 낮은 곳에서, 더 올라갈 곳이 없다는 자신 스스로의 행복 수치에 만족하고 과거를 뿌리 삼고 현재를 줄기 삼아 살펴 나간다면 다가올 미래는 더없이 아름다운 꽃과 같은 삶이 자신을 반기지 않을까.

心 體 運 命
심 체 운 명

　내일을 영위코져 오늘의 바보가 된다는 것은 삶의 추구에 의한 남다른 행복을 꿈꾸고 있으매, 주위의 평가대상에서 권위와 명예를 함께 갖고자, 인내와 더불어 순간을 넘기며 운명의 미래에 자신을 올려놓고 다가올 행·불도 알지 못하는 인간이라는 자체가 어쩌면 더 불쌍한 생명체가 아닌가 싶다.

　그러나 선의(善意)라는 근본이 삶의 기초에 현실이 되고 그 현실이 줄기가 된다면 다가올 미래는 더없이 아름다운 꽃이라 아니할 수 있겠나.

　만물의 영장이라는 우리 인간은 바로 위와 같이 선택의 자유가 있으되 오늘의 현실과 내일의 미래에 대한 헛된 과욕(過慾)과 망상(妄想)의 수치가 있으매, 바로 자신에 대한 지금의 현실을 살펴 바른 길로 감이 도리(道理)가 아닐까 싶다.

心佰方

마음으로 끓여서 마시는 불변의 "茶"

人 · 人 · 人 · 人 · 人 · 人

사람아 사람이 되거라. 사람이면 다 사람이냐. 사람다워야 사람이지

재료는
- 성냄과 불평의 뿌리를 잘게 다져
- 교만과 자존심이란 속을 빼낸 후 깨끗이 씻고
- 짜증의 껍질을 벗겨서 둥글게 잘라 잘 섞는다.

이 차를 끓이는 마음은
- 펄펄 끓는 다기에 욕심과 나쁜 과거의 씨를
  모두 빼낸 후 불만과 후회의 뿌리를 넣고
  끝없이 끓인다.

- 다 끓인 차를 선(善)이란 불변의 찻잔에
  베푸는 사랑의 꽃을 띄워 세상에
  내가 있음을 고마운 마음으로 마신다.

心怡方

제 2 편

심우방의
자생치유 철학과 의술

심우방의
철학과 의술

신(神)이 만들어낸 가장 위대한 창작물은 인간(人間)이다. 이를 우리는 스스로 만물의 영장이라면서 자연이 만들어 주는 에너지를 삶의 초석으로 진화의 과정을 거쳐 오늘에 이르러 여기까지 왔다.

같은 생명체를 필요에 따라 길들여 편리코져 지배·이용하고 또한 창작적 변형으로 욕구의 목적에 사용하고 있으며, 사랑과 희생이란 삶을 영위하는 인간이기에 만물의 영장이라 함인가 싶다. 생명체와 질병이 필연이라면 상대성의 원칙은 음·양의 원칙을 인정해야 함이다. 이를 지혜와 지식의 상대성 논리같이 철학(哲學)과 의술(醫術)도 상대성으로 풀어야 함이 진리다.

지혜가 창조적 술(術)[4]이라면 지식은 학(學)[5]이며 저비용 고효율적인 현대의 과학을 일컬을 수 있다. 또한 술(術)과 학(學)은 분명 각기 다른 기준으로 주위의 평가를 받는 대상이다.

자연의 일부인 인간(人間)은 자연이 주는 에너지로 존재하는데 과학론자의 경쟁 속에 더 큰 득(得)을 얻고자 만든 과학문명이란 이름으로 오히려 우리 인간(자연)을 몇 가지 수치계산에 맞추어서 인체를 갈갈이 갈라 분석함으로써 고통과 더불어 중간에 명(命)을 마감토록 하는 애석함이 현재 의학의 한계가 아닌가? 반면에 심우방(心怡方)의 자연치유술은 자연의 섭리에 따라 형성된 인간을 스스로 자생복원토록 하는 데 그 철학적 기반을 두고 심(心)·덕(德)·선(善)을 축으로 길잡이하여 맑은 피만 잘 통하게 하면 부작용 없이 스스로 치유되는 자생치유법이다. 다소 중복이 되는 부분도 있지만 독자 분들께서 이해하여 주시기를 소망한다.

건강길잡이 심우방(心怡方)은 어떤 편견의 아집도 두려워하지 않고 생명의 가치는 높고 낮음이 없는 물과 같은 수평의 가치로 그 평가 대상이 되어야 함을 축으로 삼고, 유교(儒敎) 사상의 근본인 효(孝) 사상의 진리를 마음에 담아 환자를 자생치유의 길로 길잡이

---

4) 술(術)은 자신과의 싸움에서 승리한 자의 깨달음으로 그 격을 주위로부터 평가받은 것을 뜻한다. 예를 들어 술(術)을 이슬에 비유한다면 뱀이 먹으면 독이 되고 사슴이 먹으면 녹용이 되는 것이다.
5) 학(學)은 깊이의 차이는 있으나 누구나 배우면 된다는 뜻

한다. 하늘의 천(天)기를 알고 세상의 미래를 보는 이가 있는가 하면 땅의 지(地)기를 보고 후일을 예언하는 이와 천지간에 살아가는 사람의 사주(四柱 - 해 年, 달 月, 일 日, 시 時)를 풀어 운명(運命)을 점치는 자 등이 있는데, 이를 3도(道)의 길이라 하지만, 심의로써 인술을 베푸는 의도(醫道) 또한 길이 후에 평가 받을 수 있는 도(道)의 길이 아닐까 싶다.

그래서 환자를 하늘과 같이 받들고 환자의 생명을 자신의 생명처럼 여기고 선(善)이란 근본의 마음으로 환자를 치료의 길로 길잡이 하는 진정한 의도(醫道)인의 자세만이 진정한 심의(心醫)가 아닐까 싶다.

저자는 공부를 가정형편(경제)이 어려워서 못한 게 아니라 집안 생활환경의 영향으로 공부를 안한 것이다. 그런 저자가 철학이란 자연의 법칙, 즉 순리라고 할 수 있다는 표현으로 글을 쓰면 독자 분들 중에 더러는 웃지 않을까 싶다. 어떠하든 나는 27여 년의 길에서 깨우치고 느낀 참 삶의 길이 무엇인지에 대하여 이를 **철학(哲學)**이라 표하며 그 평가는 독자 여러분들의 몫이다. 때로는 저자라기보다는 '나'로 대신함이 편하여 나도 또는 내가로 표현하니 독자 여러분이 알고 읽어 주시기 바란다.

나는 6녀 1남의 외동으로 태어나 귀하다면 그 누구 못지 않게 귀한 아들이었다. 지금 와서 내 자신이 생각해도 내 나이 20세 전에는 지구상에서 나 같은 불효자가 없었다. 아니 언제나 그렇게 생각하고 지금도 하루 하루를 나름대로 열심히 살아가고 있다.

내 나이 20세가 되던 해 아버님이 세상을 떠나시고 연이어 6개월 만에 어머님께서 중풍으로 자리에 눕게 되셨고 20살에 가장이 된 나는 어머님이 돌아가실 때까지 17여 년을 나름대로 모셨지만 지금도 좀 더 잘 모시지 못한 것이 항시 마음에 아픔으로 남아 있다. 내 나이 25세에 사업을 하여 짬짬이 돈도 벌어 보았고 29살엔 자가용도 가져 보았으며 30세 부터는 정치인과 권력자와도 가까이 했었다. 나이 33살에는 상처(喪妻)하여 살아볼까 죽어볼까 하는 생각도 수없이 해 보았다면 독자는 어떻게 생각할까. 어린 4남매가 현실에서 나를 잡아놓고 있어 눈물 없는 울음도…….

나는 외동으로 태어나 초년에 아버님이 돌아가시고 어머님마저 자리(중풍)에 눕게 되시는 바람에 어느 누구 하나 잡고 의논이나 의지할 사람이 없어 자신도 모르게 삶이란 여정에 살아남기 위하여 강직한 성품으로 변한 것이 지금의 나 자신이다.

지고는 못사는 성격이다. 지금도 가진 것은 없지만 어디 가면 먼저 지갑을 여는 편이며, 나를 아는 이들은 내가 재주도 많고 부지런하다고 늘 이야기하지만 하는 일마다 될 만하면 무너지고 고통이 따르고 하는 인생의 쓴맛도 많이 보았다. 이제 25여 년이 지나니 (1986~2010년) 왜 그런지도 알 것 같고 어떤 길이 참 삶의 길인지도 보이는 것 같아서 재미있게 지금까지 왔다.

아무리 아름다운 꽃도 피면 지고 생명도 나면 죽는다. 먹으면 배설해야 하고 가지면 놓을 줄도 알아야 함이 순리(順理)이며 자연의 법칙이다. 세상에 내 것은 없다. 다만 일시적으로 가졌다가 놓고 가는 것이다. 또한 물질과 권력은 가지면 편하지만 우리 인간의 욕심과 탐욕이란 무형체가 본래(本來)를 망각시켜 결국 고통스러운 후회(後悔)를 가져다 준다. 그때는 이미 늦었다. 반대로 모자라면(궁하면) 아쉽고 불편하다. 하지만 쫓아갈 수 있는 길이 있고 욕심 내지 않고 주위를 살피면서 잘 쫓아 가면 나와 같이 맞나는 삶이 있을 것이다.

그 어떤 생명체도 철학(哲學)이란 테두리에 존재하게 되는데 의술 철학이란 그 어떤 철학에도 비유치 못할 의술인에 대한 값진 철학이다. 왜. 죽음보다 더한 두려움은 아픔의 고통이라 했던가! 병 좀 쬐끔 고친답시고 환자의 인격을 무시하면서 행(行)하는 의료 행위! 없다는 것 때문에 차별받는 비인격적 의료행위! 생명의 가치관은 그 어떤 평가의 잣대에도 올려서는 아니 된다! 원칙의 기준인 음과 양이란 상대성의 이치만 잘 지키고 이행해 보면 세상에 안 해본 것이 없을 정도로 다 해본 나는 이렇게 말한다. 사람의 병(病)을 고치는 것이 제일 쉽다고.

왜 내가 철학이라고 하는지 이해가 되나요? 다시 한 번 표하지만 사람이 사는 세상사에서 한번 보시라. 하늘의 천기(天機)를 보고 세상을 점(占)치는 이도 도(道)요, 땅의 지기(地氣)를 보고 후일을 기약하는 풍수인도 도(道)요, 하늘과 땅 사이 사람(人間)의 운명을 참되게 길잡이 하는 종교 지도자도 도(道)라 한다. 이러한 삼도(三道)를 초월한 도가 있다면 계산된 상술(商術)이 아닌 심의(心醫)로써 인술(仁術)을 베푸는 의도(醫道)일 것이다.

병이 없기를 바라지 마라

생명(生命)과 질병(疾病)은 필연이다. 병(病) 없기를 바라지 마라. 세포(유익균)와 세균(유해균)은 서로 공생(共生)이란 자연의 법칙으로 존재해 가고 있다. 만약 병이 들면 타의를 원망하거나 자신을 한탄하지 말고 오히려 고맙게 받아라.

왜…….

천금(千金)같은 내 몸을 자신이 관리하지 못하여 병이 생겼으니 이를 고쳐서 살라는 신호로 받아들이고 그 간의 내 삶에 대한 평가를 냉정히 스스로 해보면 답이 있을 것이다.

누구든 자기 삶의 철학을 알고 자신의 참 삶의 그릇을 들고 심우방(心怡方) "의술"을 담아 행복한 삶의 여정이 되시길 바라며 한 번 더 하는 마음으로 필독하시면 원인을 찾아 치료하는 순으로 완치시켜, 철학과 의술을 근본의 기초로 삼는 명확한 심우방 의서가 행복의 길로 가는 길라잡이라는 사실을 실감하게 될 것이다.

(문제와 답, 죄와 벌과 같이 상대성에 의하여 행·불 함)

생명체의 분류와
가치관(철학)

지구상에는 수많은 생명(生命)체가 존재하고 있다. 생명이 존재

키 위해 필히 상대성이란 자연의 법칙이 함께 공존하며 그 자연의

법칙인 순리(順理)를 따라 모든 생명체가 스스로 즐기고, 웃고, 울

며, 피고, 지고, 열매 맺는 등의 삶을 영위한다. 이러한 순리는 결국

종족보존을 위함이다. 만약 우리가 존재하고 있는 지구가 잠시라도

멈춘(정지)다면 어떻게 될까? 독자들도 한번쯤 생각해 보시라……

생명체를 두 종류로 분류해 보면 ① 뿌리에 의존하여 살아 가는

나무, 줄기체 등과 같이 한 곳에서 생을 마감하는 고정체 생명과 ②

두발로 직립 보행하며 살아 가는 사람+조류나 네발로 기면서 살아

가는 동물, 즉 뼈를 중심으로 생명(生命)이 유지되어 삶을 영위하는 유동체 생명이 있다.[6]

저자가 언제 어디서나 강의나 교육할 때 필히 사용하는 말은 자연의 순리 상대성, 즉 음과 양의 법칙을 말하는데 뼈를 중심으로 생명을 유지하는 유동체 생명은 산소를 흡입하고 이산화탄소(CO₂)를 배출해야 생명이 유지되고, 반대로 고정체 생명인 식물(나무)은 이산화탄소(CO₂)를 흡입하고 산소를 배출해야 생명이 유지된다는 것을 우리가 부인치 못할 것이다. 이러한 상대성 즉 음과 양의 법칙은 곧 우리 삶의 행·불과도 절대적 필연(必然)의 관계가 있는 법칙이다. 이 상대성 원칙이 만약 배제된다면 어떻게 될까?

음과 양, 이 말은 누구나 한번쯤은 들어 보았을 것이다. 유동체 생명 특히 사람의 생명유지와 그 여정(旅程)에는 음과 양의 이치가 부합되지 않으면 삶을 영위(營爲)하는데 행복이 아니라 고통만 따를 뿐이다. 두 부류의 생명체 중 인간(人間)의 생명(生命)에 대해서만 말해 본다.

생명이 유지되려면 음과 양의 이치에 따른 기준이 있어야 된다. 특히 이 기준이 기본 원칙이 되어 잘 지켜지면 행복의 기준인 건강

---

6) 식물은 섬유질이란 관을 통해 각 세포에 영양을 공급하는데 그 색은 투명하다. 반대로 뼈를 중심으로 살아가는 동물은 세포의 영양(먹이)이 되는 피가 붉은 색이며 뼈의 보호 아래 공급(순환)되어 생명을 관리·유지한다.

心怡方

한 삶을 살게 되며 기준과 원칙이 흔들리거나 무시되면 고통에 이어 병마란 적과 전쟁을 해야 된다.[7] 전쟁(戰爭)이란 양쪽 다 손해 보기 마련인데 생명이 병마와 싸우는 전쟁은 패하면 양쪽(세포+세균)이 다 죽는 전쟁이다.

만물의 영장인 사람의 생명에 대한 가치관

이제 생명체의 가치관을 보면 생명체의 근본은 종족 보존이며, 우리 인간에게 종족보존의 기본은 가르침(교육)이다. 하루 24시간을 보면 아침에 일어나 아침을 먹고, 오전을 보내고 점심을 먹고, 오후를 보내고 저녁을 먹고 잠을 자는 것이 기본이다. 이로부터 하루 24시간의 생활기준이 세워져야 하는데 흔히 불규칙한 생활이란 말처럼 이 원칙을 무시한 하루가 내 삶의 기준이 된다면?

음식은 왜 먹어야 하고 어떻게 먹어야 하며 잠은 몇 시에 어떻게 자야하고 의복은 어떤 것이 적합한지가 생명체의 가치관에 따라 자신은 물론 주위의 평가 대상이 될 것이다. 특히 생존이란 원칙에 무리(사회)를 이루어 삶을 사는 생명은 가르침(교육)이라는 것이 절대적으로 이뤄져야 함은 부인치 못할 것이다.

---

7) 우리(사람)의 생명 유지를 건축물에 비하면 기초가 튼튼하고 튼튼한 골조가 반드시 기초와 함께 유지되어야 아름다운 구조가 생성될 수 있듯이 사람도 기준과 원칙이 삶에 절대적이다.

지혜로운 자인 우리 인간(人間)은 더욱이 그때 그때 맞추어 종족인 자식에게 가르쳐야 한다. 그러한 가르침을 받지 못하고 자란 세대에게는 지금도 가끔 지나친 자식 사랑의 결과가 현 세상에 나타나고 있지 않는가?[8]

지혜로운 자인 우리 인간은 서로 이해하고 이해시키면서 창작적 삶의 지혜를 쌓아 왔다. 무리(다수)가 인정하고 따르는(상식) 이것을 규칙이라 할까 아니 법(法)이라 할까. 이러한 지혜에 따라 철저한 자기 희생을 하는 이를 만물의 영장이라 했고 바로 그것이 사람이 아니겠나. 이것이 만물의 영장이란 표현 속에 담겨 있는 사람(人間)의 생명체에 대한 가치관이고 철학이다. 고귀한 생명은 꺼지면(사망) 다시 살릴 수 없다. 불씨는 꺼져도 다시 살릴 수 있지만!

만물의 영장인 사람이 각기 가지고 있는 하나뿐인 생명을 그 누구든 철학 없이 상술의 잣대를 대면 그 상술의 희생양을 만들어낼 뿐이다. 고행+수행 없이 함부로 다스림 자체도 죄가 되며 만약 부작용이란 사고까지 일으켜 더한 고통을 환자에게 준다면 한마디로 천벌(天罰)을 받게 될 것이다.

개구리도 타의에 의해서 죽음을 맞이하게 되면(절명絕命) 다리를

---

8) 선인의 말씀에 의하면 자식의 교육은 사랑보다 먼저여야 하고 나무를 키우듯이 가르쳐야 된다고 하지 않았던가. 넘치면 모자라는 것보다 못함이오. 제1교육자는 부모이고 다음은 학교, 사회(家敎社)의 순으로 구성되어야 참 인간이 형성된다.

파르르 떨고 죽는 법이다. 상대성이란 음과 양의 법칙에 의하여 죄와 벌(罪와 罰)은 분명히 따른다.[9]

동물은 자기 새끼가 병들고 다치면 버리고 간다. 만물의 영장이요 지혜로운 자인 우리 인간은 자신을 훼손(희생)시키면서도 보듬어가고 있지 않은가. 이것이 만물의 영장인 사람의 생명에 대한 가치관이다.

이러한 철학을 바탕으로 심우방 의서(醫書)는 발병 원인부터 찾아서 치료할 수 있는 자생치유법(自生治癒法)과 생활 응급처치법까지 기록하였으니 이를 의술 백과사전(百科事典)이라 표명한다.

신체의 구조와 성질을 알아야 고통으로부터 해방될 수 있고

내 삶의 행복(幸福)이 무언지 알 수 있음이다.

「무더운 여름 날씨에 중년의 한 남자가 손수레에 짐을 어느 정도 싣고 약간 오르막길을 올라가는 것이 힘들어 보여 내가 오르막 끝까지 도와서 밀어주었다. 정상에 이르러 서로의 길가는 방향이 달라 제각기 헤어질 때 손수레를 끄는 중년의 남자는 감사하다는 말도 없

---

9) 사람의 인생 길잡이나 아픔을 치료토록 하는 이는 철저한 본인 희생과 철학 없이 어깨 너머로 슬쩍 훔쳐 배워서 하지마라. 선(善)이란 단지 베푸는 것으로 생각지 말 것이며 지나보면 자신과 가족에 대한 무형의 투자다.

이 그냥 제 갈 길로 간다.

아… 감사의 표현도 하지 않는다고 내가 생각하면 그것은 내가 이미 대가(감사의 표시)를 바라고 밀어준 것이 된다. 이것은 선(善)이 아니라 계산이다. 선이란 대가나 목적 없이 베푸는 것에 만족해야 덕(德)이 따를 것이다.」

- 韓印 -

그 어떤 생명체도 특히 사람은 제각기 하여야 할 몫이 있는데, 자연계의 섭리(攝理)라는 철학에 따라 잉태+탄생+삶의 여정+사후 욕(삶의 정리) 등의 길로 행(行)하면서 주위로부터 그 삶의 가치를 평가받고, 자신의 삶이 행, 불로 갈라져 생(生)을 마감케 된다.

내 삶에 대한 평가의 가치로 현재와 미래를 점칠 수 있고 그 평가의 "격(格)"은 현재의 주위로부터 선망(羨望)이나 지탄(指彈)의 대상이 되기도 한다. 그 평가의 가치나 격(格)은 근본적으로 종족보존 이기에 이로써 자기 후세(자식)의 삶에 대한 질(質)을 가늠하게 된다. 건강 차원에서 말하자면 유전적 자질이 되겠고 생활환경 차원으로는 자연계 현상인 지혜(智慧)로써 지식을 쌓고, 덕(德)을 베풀어 공(功)을 쌓으면 몸(體)과 마음이 편한 삶이며 행복의 길이 된다는 것이다. 이것이 지(智), 덕(德), 체(體)란 삶의 철학(哲學)이며, 곧 후회 없는 길임을…….

만물의 영장 사람의 목숨,
명(命)의 기준!

　　인간은 아버지의 정자와 어머니의 난자가 합쳐져 생명체로 성장
하여 탄생된다. 정자와 난자는 부모의 피(혈)에서 추출되어 만들어
진다. 부모로부터 얼마만큼 맑고 젊은 양질의 피를 받아 정자와 난
자가 만들어지고 잉태하느냐를 유전(遺傳)이라 하는데 이를 과학의
학에서는 남용(濫用)하고 있지만 타고나는 명(命)을 설명하지는 못한
다.

명(命)의 기준 - 5각 기능세포

　　신체 기능에 따라 시각(視覺), 미각(味覺), 청각(聽覺), 후각(嗅

覺), 촉각(觸覺) 세포를 신체유지의 기능적 세포라 하며 이를 나는 명(命)의 기준인 **고정세포**라 하고 또한 **기억력세포**라고 부른다. 부모의 피(血) 성분에 따라 오각(五覺)의 각기 다른 세포가 만들어져 세상에 태어나는데 얼마나 양질의 피가 세포를 많이 만들어 잉태하느냐가 1차적 타고나는 **명(命)**이라 하겠다.

오각 세포 중 인간(人間)은 제일 먼저 **촉각**이 깨어난다. 예컨대 순산하여 아기가 울지 않으면 거꾸로 들고 꼬리뼈 부위를 때려 아기가 울게 하는 것이다. 다음은 **미각**이 기능을 하게 되고 그 다음은 **후각, 청각, 시각** 순으로 기능을 하게 되는데 청각과 후각은 바뀔 수도 있다. 신체표면을 감싸고 있는 촉각(觸覺)이 먼저 깨어나지(기능하지) 않으면 나머지 기능 세포도 깨어나지 못한다.

오각의 세포는 엄마의 뱃속에서 잉태되어 만들어질 때, 예를 들어 각각 1만 마리씩 계란처럼 만들어 진다고 가정해 보자. (이하 고정세포와 배양세포의 각 숫자는 독자들의 이해를 돕기위해 가상으로 설정한 숫자임.) 아기가 신체의 조건에 맞추어 태어날(순산) 때 촉각 세포 천 마리가 먼저 계란에서 병아리로 부화되는 것처럼 깨어서 태어나는데 만약 이러지 못하면 깨어나도록 꼬리뼈 부위를 때려서(충격) 유도한다. 그러면 나머지 4각의 기능세포도 태어난 아기의 건강상태에 따라 순서대로 깨어난다.

기능세포인 오각의 세포는 태어나서 21일이 지나면 기본적 세포가 기능케 되고 홍역(紅疫)을 치르고 나면 오각의 기능세포는 정상 가동된다. 즉 촉각 세포의 보호아래 잔여 4각의 세포가 성장·변화하여 제기능을 하게 된다. 이때 이 성장·변화 과정은 임신 중일 때의 생활환경에도 영향을 받는다. 즉 태교 환경은 태어나는 생명(生命)이 성장·변화하는데 무정체의 환경으로서 주위의 평가 대상이 될 것이다.

아기가 태어나 위험을 느끼고 알게 될 때면 오각이 정상 기능을 하며 이때 3천 마리의 세포가 각각 활동한다. 오각 중 촉각을 관장하는 피부세포로 설명하자면, 자의든 타의든 사고로 인하여 백(100) 마리가 부딪히거나 다쳐서 죽게 되면 계란으로 보관되어 있는 촉각세포 백(100) 마리가 병아리처럼 깨어나 정상 세포가 되어 제 기능을 하게 된다(참고로 어린이는 자기만 알고 잘 토라진다). 태어날(순산) 때 천(1000) 마리의 세포에서 정상 세포 삼천(3000) 마리가 되려면 몇 년이란 시간이 걸리게 된다(철이 들었다).

혹시 부모로부터 약한 유전자를 받은 아이가 강하고 양질의 유전을 받은 아이와 똑같이 100kg정도의 무게를 들 수 있다고 생각하는가. 정상 유전자가 100kg을 든다면 약한 유전자는 100kg보다 적어야 원만히 들 수 있으며 물론 세포도 편하지 않을까.

부모로부터 받은 유전자의 결정체(結晶體)인 아기가 성인으로 성장하면서 각기 오각의 세포 1만 마리를 자신의 능력도 모르고 아니 무시하고 함부로 사용케 되면 고통을 받고 일찍 죽게 되는 것이다. 왜냐면 계란에서 깨어난 세포가 거의 소멸되어 갈수록 아군인 유익균이 서서히 꺼져가는 불씨처럼 꺼져 가기 때문이다. 나이 많은 사람이 나이를 먹을수록 어린이처럼 잘 삐지며 욕심도 있는 것을 보면 이해될 것이다. (나이가 들면 어린애라 함을)

이와 같이 오각은 신체의 기능 세포이며 내 몸을 관리하는 지휘군이요 상황실이다. 곧 신체를 유지시키고 지탱 관리 존재토록 하는 기능을 오각(五覺)이 하게 된다. (명(命)의 기준인 오각 세포가 80% 이상 사용되고 소멸되면 서서히 죽음으로…)

오장육부의 배양세포

오각세포와는 달리 오장육부의 세포는 쉽게 말해서 장기별로 **배양(培養)세포**다. 세포의 먹이를 생산하는 이 오장육부(五臟六腑)의 세포는 산모(엄마)의 뱃속에서 부모의 신체조건에 따라 약 80%정도 기능을 갖춘 세포로 형성되어 태어나는데(출산) 걷고, 위험을 알고, 영구 치아로 교체되면(이갈이) 이때부터 장기 세포는 완전히 100% 제 구실을 할 수 있도록 배양되어 소화와 흡수 기능을 갖추고 세포의 먹이를 생산케 된다.

위장의 소화기능 세포를 예로 들어 설명한다. 신체 조건에 맞추어 100 마리의 세포가 한번에 1kg의 소화량(음식섭취량)을 소화할 수 있다고 볼 때 만약 1.2kg의 많은 량의 과식을 하게 되면 어떻게 될까? 100 마리의 위세포는 힘이 들 것이고, 한 번 두 번(한 끼 두 끼) 계속 과식케 되면 소화 세포는 힘이 들어 지친 나머지 이중 약한 놈부터 기능을 하지 못해 한두 세포를 시작하여 서서히 죽어 가면서 소화기능이 떨어질 것이다. 이것이 소화불량 위산과다이며, 반대로 너무 절식(節食)을 하면 세포 활동량이 부족해(세포 먹이) 속쓰림이 발병하고 더 누적되면 위궤양이 나타난다. 이러한 과식이나 절식의 식생활이 계속 반복되면 결국 암(癌)으로 발전하여 나를 지배코자 할 것이다. 그래서 약간 적게 음식을 먹으라고 하지 않는가?

그럼 오각 세포는 유전자에 의하여 타고 나지만 모든 오장육부의 장기 세포는 어떠한가? 각기 다른 세포 즉, 위장 세포, 소장 세포, 대장 세포 등 이렇게 각기 다르게 생존 하고 있는데 이해가 쉽도록 위장의 소화기능 세포를 대표하여 보자. 100 마리의 소화기능 세포가 1kg의 음식을 소화기능 하다가 이중 10 마리의 노쇠한 세포가 죽으면 잔여 90 마리 세포 중 배양 임무를 맡은 배양세포가 부족분 10 마리 세포를 배양하여 보충케 되어 본래의 기능을 수행한다. 만

약 지나친 살빼기 다이어트로 인하여 대책 없이 절식(節食)을 하게
되면 100 마리의 세포가 각기의 할 일이 적어질 것이고 그러면 일을
찾아 100 마리의 세포가 서로 다투게 된다(먹이를 적게 준 무리). 외
적으로는 이를 속쓰림 또는 허기(虛飢)가 진다라고 한다.

　내 생명(生命)을 살려 지키는 세포는 유익한 유익균 세포인데 앞
서 말한 오각(五覺)의 세포는 한 마디로 삶의 기능세포이고 장기 즉
먹이를 생산하는 세포는 곳간(庫間)과도 같은 배양세포이다. 여기에
도 삶의 존재 법칙에 따라 각기의 맡은 일이 있다. 오각세포는 기능
적으로는 내외적 판단 기능, 전달 기능, 창작 기능 등이 있으며, 먹
이를 생산하는 장기의 배양세포는 소화기능, 발효기능, 흡수기능, 배
합(配合)기능, 재생기능, 생산기능 등 제각기 그 기능이 어떤 첨단의
과학 시스템보다 더 정밀하고 섬세하게 아니 정확하게 이루어지고
있다. 이 체계를 한마디로 신진대사(新陳代謝) 순환(循環)이라 한다.
　(62쪽 「신진대사도 참조」)

그 어떤 병이든 사고를 제외하곤 사전에 알려 준다.
이를 무시하면 반드시 대가가 따름이 자연의 순리이다.

　생명 존재의 여정(旅程)에는 먹이사슬의 연결고리로 살아간다.

사람이나 동물이 먹고 배설하면 미생물이 그 배설물을 먹고 자라서 토양을 정화시키고 또 식물은 이 미생물을 먹고 자라서 이산화탄소(CO_2)를 정화시켜 유동체 생명에게 산소(공기)와 영양을 공급해 주는 것을 부인치 못할 것이다.

만약 순환기의 연결고리가 한 곳에서 고장 나면 연속해서 고장 날 수밖에 없다. 먼저 고장 난 기능 부위의 신호를 무시하고 방치하면 그로 인하여 제한된 공간(몸체)에서 공급해 주는 대로 먹고 존재하며 기능하는 다른 세포들의 기능상태가 현재 자신이 느끼는 컨디션(condition)이다. 그러므로 자신의 컨디션 상태는 신(神)보다 자신이 더 잘 알고 있지 않을까.

무시(無視)와 방치(放置)는 내적으로 나를 지켜 주는 생명체인 세포들을 화나게 하는 행위이다.

생명(生命)과 질병(疾病)은 상대성 원리에 의한 필연(必然)이다. 병(病) 없기를 바라지 말라. 삶이란 운명(運命)의 가연성에 의하여 변화무상(變化無常)한 길이다. 어린 아기에게 주입하는 예방 주사액은 약이 아니라 반쯤 죽은 세균을 투입하여 아기의 면역세포(백혈구)가 사냥토록 하여 훈련시키는 처치법이 아닌가. 간혹 TV의 자연 다큐멘터리에서도 맹수가 사냥한 먹이를 죽이지 않고 새끼에게 주어 사냥법을 가르치는 것이 또한 생존의 법칙인 철학이다.

그 어떤 최첨단의 과학도 우리 인간에게 편리함과 욕구 충족의 도구나 기구로는 사용할 수 있으나 사람과 사람이 어울려 삶을 존재하는 격(格)이 있는 참다운 삶에는 철학(哲學)이 근본이고 만약 과학이 먼저인 삶은 후회의 삶이다. 모든 생명체는 스스로 자생(自生) 치유되는 구조로 탄생한다. 소나무를 보아라. 누군가 소나무 껍질을 조금 벗겨두고 2~3일 후에 보면 송진이 상처 부위를 보호하여 치유하고 있다. 우리 사람도 다치면 피가 나면서 지혈피와 백혈구가 함께 출혈되면서 지혈시키고 외부로부터 침입하는 세균도 막아 주지 않는가.[10]

천금같은 내 몸을 긁어서 부스럼 만들지 말고 자신이 고쳐라.

종교의 철학은

행복이다.

행복의 기준은

건강이다.

- 한 인 -

---

10) 가끔 중복되는 글은 그만큼 중요한 것이기에 반복하였으니 참고 바람.

新陳代射圖
(신진대사도)

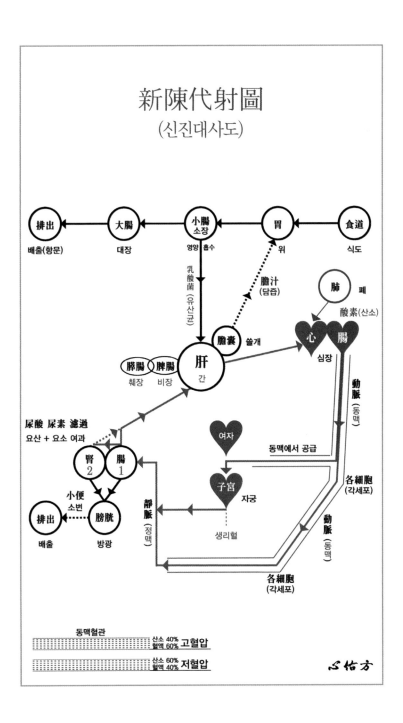

동·서양인의 신체와
생활 문화의 차이로 인한 발병

동양인의 상체는 하체에 비해 크다. 반대로 하체는 짧다. 서유럽인은 반대로 상체가 작고 신체 중심부의 골반(엉덩이)은 크며 하체도 동양인보다 길고 크다.

건강에 상당한 부분을 차지하는 수면(睡眠) 문화도 서유럽인은 신을 신은 채 거실이나 침대가 있는 침실까지 신발을 신고 가서 침대에서 수면을 취한다. 지금은 우리도 한옥에서 양옥집(콘크리트로 지어진 아파트)으로 생활 문화가 바뀌면서 다르지만 최소한 현관에서 신을 벗고 거실(마루)을 거쳐 방에서 수면한다.

1981년 당시 대한체육회 회장이셨던 고(故) 정주영 회장께서 애써 노력하시어 유치하게 된 88올림픽 유치권을 취득하게 되었는데 당시 모든 게 열악한 우리로서는 올림픽이란 경제대국이나 선진국에서 치르는 것으로 알던 때라 우리 정부나 국민들은 아무런 준비 없이 미래에 다가올 운명(運命)이란 가연성을 예측하지 못하고 1980년 대에 중반부터 개방한 외국문화(서유럽 문화)가 30여 년이 지난 지금은 안방까지 거침없이 침투한 것을 부인치 못할 것이다.

우리나라의 문화 가치관을 보면 ① 언어문화 ② 의복문화 ③ 수면문화 ④ 음식문화 ⑤ 품행(品行) 행동적 무리(群) 문화 등 어느 하나 격(格)과 행(行)을 갖추지 않는 바가 없고, 수천 년의 역사 속에서 철저한 도의(道義)와 가르침이 동반된 수준 높은 문화라 아니 할 수 없다. 이러한 예의지국의 격(格)이 있고 행(行)이 있는 문화가 아무런 준비 없이 받아들인 외국문화로 퇴색되고 있는 현실이 지금 우리의 세상에 나타나고 있지 않느냐고 하면 어떻게 대답할 수 있을 것인가.[11]

이는 전적으로 정부와 교육계의 몫이므로 이를 방치라고 할까 몰랐다고 할까! 우리의(한국) 식생활 문화만 보아도 하루 세끼를 조·중·석식이라 했고 밥을 주식으로 발효된 찬을 겸비하여 식생활

---

11) 그 어떤 첨단의 과학도 비교할 수 없는 것이 우리 생활 문화이다. 뒤에 쓰겠으니 꼭 챙겨보시라. '얼마나 대단한 우리 선조(先祖)들의 삶에 대한 지혜인가.'

하였거니와 지금 그것이 잘못되니 유아에서부터 30대까지는 여러 가지 질병으로 싸우고 있는 실정이 아닌가. 또 꽉 끼는 옷이나 짧은 옷을 입는 의복문화로 말미암아 초래되는 신체골격의 변형도 부인치 못할 것이다.

동양인 중에서도 우리나라 사람은 주위의 일본이나 중국인보다 체격이 조금 큰 편이라 본래의 생활 문화를 벗어나면 신체골격계인 목(경추), 등(흉추), 허리(요추), 양 골반 및 신체골격의 방향키라 할 수 있는 꼬리뼈(천·미추) 등이 궤도를 이탈하여 통증을 일으키고 질병치료에도 절대적 훼방꾼이 된다(소화가 잘 되지 않으면 등을 두드리는 것을 참고하시라).

앞서 생명의 분류 편에서도 말했듯이 한 곳에서 생(生)을 마감하는 식물도 빛이나 양질의 토양 등이 동반(同伴)되어야 제 기능을 할 수 있다. 우리 사람(人間)도 자동차의 프레임(Frame)과도 같은 신체골격계가 유연하고 강하면서 제 기능을 하여야 되고, 또한 생명(生命)유지에 절대적인 식요법(음식)을 잘 지키고, 잠(수면)을 편히 잘 자야 충전이 되며, 의복을 잘 선택함이 건강유지에 필수적인 존재의 법칙이라 아니 할 수 있겠나.

단단한 대나무도 서서히 구부리면 360도 휘어진다. 우리 사람(人間)도 신체골격계인 뼈마디가 정상인은 206마디로 인대라는 고무줄 같은 성질의 조직으로 엮이어 지지되고 조립되어 있다. 자신의 삶에 자신도 모르게 잘못된 생활이나 노동 환경으로 오랫동안 서서히 틀어진 골격계를 한두 번만으로 바르게(정상) 고치겠다는 것은 어불성설(語不成說)이다.

참고 : 인대의 이해

인대는 여러개의 볏짚을 꼬면 새끼줄이 되고 그 새끼줄을 여러개 엮어 큰 줄다리기 줄처럼 구성된 섬유질 조직이다. 자의든 타의든 사고로 인하여 인대의 일부가 파열된 것은 순리대로 치료하면 본래대로 치유되고 만약 끊어져도(절단) 골절시 깁스하듯이 2~3주만 고정시켜 주고 음식만 가려 먹으련 본래대로 회복된다.

〈치료편〉에서 더 공부하시고 홈페이지 교정체조 동영상을 보고 수시로 운동을 해주면 경직된 신체를 유연하고 바르게 길라잡이 해줄 것이며, 또한 신체골격계가 변형(틀어짐)되면 발생하는 장기기능저하와 통증은 〈제7장 신체골격계의 기능과 해부학〉 참조바랍니다.

● 심우방 신체교정 체조를 80%만 수련한다면 가벼운 허리통증이나 사·오십견 등의 통증은 쉽게 고칠 수 있다.
　　　　　　　　　　-홈페이지 동영상 참조(simwoobang.com)-

신체골격계의 기능과 해부학

독자들이 이해하기 쉽게 사람의 신체골격계를 건축물에 비유하여 쓰는 점을 이해하시기 바란다. 가능하면 사람의 신체부위를 어려운 의학용어는 사용치 않고 쉽게 알아볼 수 있도록 쓰겠으니 참고하시고 저자 또한 복잡한 용어는 싫다.

어떤 건축물이 오랫동안 안전하게 유지되려면 ① 설계 ② 단단한 기초 ③ 튼튼한 기둥 ④ 서까래(지붕받침용) ⑤ 대들보 ⑥ 건물보호 기능인 색상(피부) ⑦ 아름다운 조경 등이 조화(調和)롭게 시공에서부터 준공까지 이루어져야 한다. 그러면 안전하고 튼튼하며 아름다운 건물이 되어 사용자에게 편리함을 제공할 것이다.

사람도 맛나게 살려면 건축물과 같은 체계를 갖추어야 하는데, 비유하자면 ①은 유전자요, ②~⑥은 목뼈에서 꼬리뼈(천·미추)까지의 골격이라고 표현할 수 있다. ②~④까지는 외적으로 잘 볼 수 없으나 ⑤~⑥은 양쪽골반(엉덩이)과 신체의 유지밸런스 역할을 하는 꼬리뼈를 포함하여 우리가 엉덩이라고 일컫는 부분으로서 이를 외관상 시각으로 볼 수 있다.

건축물은 정확하고 섬세한 설계가 야무진 골조를 형성시키고 건물의 골조가 튼튼하면 사용자의 필요시 구조변경이 편리하다. 우리 사람도 좋은 유전자로부터 튼튼한 뼈로 구성된 신체골격계가 형성되면 이 신체골격계를 중심(보호)으로 신체의 모든 생명(生命)유지기능이(신경선) 신체 각 부위에 전달되도록 되어 있다.

건축물은 한 곳에 있는 물체여서 기초와 골조만 튼튼하면 되는 고정체이지만 우리 사람은 유동체(流動體)이기에 신체골격계가 정상으로 유지되면서 자유로이 이동(유동)할 수 있게끔 균형을 잡아주는 기능을 가진 꼬리뼈(천·미추)가 있다.[12]

예를 들면 하늘을 나는 비행기도 방향은 꼬리날개가 기능하고 맹수가 사냥 시에 질주할 때는 맹수의 꼬리가 방향을 유도하는 기

---

12) 양의(과학)든 한의든 세계 어느 치료학에도 꼬리뼈(천·미추)의 기능이나 치료에 대하여 명확한 내용은 없다. 도리어 양의에서는 퇴화되는 기관으로 알고 있으니 어처구니없는 일이다.

능을 한다. 우리 사람도 앞으로 구부리고 뒤로 젖히고 옆으로 틀고 한발로 서기도 하고 달리기도 하고 하는 것을 유동(流動)이라 하는데 이러한 유동시의 신체유지+중심 기능은 꼬리뼈가 맡아서 유지 밸런스 기능을 한다.

우리 인간은 뼈로 구성(조립)되어 삶을 사는데 신체를 크게 나누어 3등분 해보면 ① 머리 ② 몸체 ③ 다리 등으로 구분된다. 머리는 목뼈(경추)가 받쳐주고 목뼈와 머리는 몸체를 유지토록 하는 등뼈(흉추)가 받쳐주며 등뼈(흉추)+목뼈+머리는 허리뼈(요추)가 받쳐서 유지기능토록 한다. 신체중심부인 양쪽 골반과 골반사이에는 꼬리뼈(천·미추)가 있는데 신체중심에서 위로는 허리뼈+등뼈+목뼈를 유지시켜 제 기능을 원활히 하도록 받쳐주고 있다. 그리고 양쪽 골반과 꼬리뼈의 기준적 지지에 의하여 신체중심부 아래로는 고관절(대퇴부)+무릎관절(슬관절)+발목관절이 균형을 이루고 제 기능을 할 수 있게 되어 있다.

신체의 목뼈(경추)에서 발가락까지와 양어깨를 축으로 양손까지의 신체 골격뼈는 마디마디의 조립, 즉 관절 마디로 구성되어 고무줄 같은 성분의 인대(靭帶)에 엮어서 살갗의 보호 속에서 유지된다.

신체골격계의 뼈마디(관절)는 정상인이 206마디이다.

(75쪽 「인체의 골격계」 참조)

하나하나의 뼈마디는 제각기의 기능이 있으나 상대성이란 원칙에 의해 예를 들어 등뼈(흉추) 6번이 제 기능을 못하면 소화기능이 저하되고 이때 사람의 등을 두드려 소화되도록 하는데 등뼈 6번만 정확히 찍어서 두드릴 수 없다. 6번 뼈의 위로는 5번, 아래로 7번 뼈도 같이 두들겨 6번 뼈의 주위의 연계된 뼈가 함께 유동되어야 본래의 6번 뼈가 제 기능을 하여 소화시킨다.

음식을 먹고 소화불량(체한 사람)인 사람은 등뼈(흉추) 6번을 중심으로 신체 몇 군데를 지압하여 제 기능을 할 수 있도록 살짝 가볍게 교정(矯正)만 해 주어도 쉽게 트림을 하고 소화가 된다.

「부록 생활 응급처치편 참조」

생명(生命)의 존재에 한두 가지의 치료법은 없다. 있다면 가벼운 손목이나 발목 접질림 또는 소화불량(체한 증세) 등일 뿐이다. 삶이란 존재의 법칙을 살펴보자.

① 음식요법　　② 신체교정요법(正體)

③ 수면요법　　④ 의복착복

⑤ 운동처방　　⑥ 생활환경

등을 조화(調和)롭게 치료의 길로 길잡이 하여야 부작용이나 재발없이 본래의 건강을 찾을 수 있다.[13]

비울 줄 알아야 채울 수 있다. 그러지 아니하면 넘치고
입으로 먹고 아래로 배설치 못하여 배 터져 죽는다.

신체골격계가 용수철(Spring)처럼 강하고 유연해야 장수할 수 있다. 대나무는 딱딱하여 군락(群落)을 이루어 생활해야 강한 바람에 부러지지 않는다. 수양버들은 냇가나 들판에 혼자서 있어도 강한 바람에 잘 견디는 것은 유연하기 때문이다.

신체골격계의 뒤틀림으로 인하여 발생되는 통증이나 장기질환은 자의든 타의든 사고를 제외하고는 자신 스스로 잘못된 생활습관에서 비롯되며, 자신도 모르게 습관에 사로잡혀 서서히 신체골격이 변형되면 순환기 장애를 일으킨다.

외부의 피부(살갗)는 찢어지거나 다치면 외적으로 나타나고 눈에 쉽게 보이기에 서둘러 치료의 길로 가는데 살갗 속에 묻혀 있는 신체유지의 골격계는 통증이나 움직임이 불편해야 그때부터 치료하려 하는데 이때는 이미 골격의 불균형으로 인한 장기 기능저하가 상당히 진행되었다고 보아야 할 것이다. 사람의 뼈(관절) 206마디 중 잘못된 생활습관이나 사고로 인하여 고장 날 수 있는 마디 수는 강직

---

13) ① 약물 치료법 ② 침술 요법 ③ 사혈 요법 ④ 신체 교정법 ⑤ 쑥뜸법 직구+간접구 ⑥ 운동 처방법 ⑦ 기(氣) 치료법 ⑧ 심리 치료법 ⑨ 색상 치료법 ⑩ 명상 요법 등 수많은 치료법이 있으나 어느 1~2가지로 치료되는 중증질병은 없다. (제5편 치료편 참조)

성 연골 뼈로 구성된 꼬리뼈까지 합하면 206마디 중 150여 마디다.

꼬리뼈의 상단 부를 천추(遷推)라 하고 아랫부분을 미추(尾椎) 또는 천골+미골이라고도 한다.

특히 목+등+허리+손가락+발가락+팔굽 등의 기능 관절은 뼈와 뼈 사이에 추간판이라는 연골 성질의 고무판 같은 완충기능을 하는 연골이 있는데 영어로는 디스크(Disk)라고도 한다. 그러나 뼈에서 연결되는 뼈 사이에는 골격 유지 기능에 따라 강+중+약성의 연골 뼈로 이루어져 뼈와 뼈 사이를 완충시켜(유연) 기능토록 하며 이 또한 혈관에서 연골 성분을 공급받아 형성된다. 만약 사람이 죽음에 이르면 연골성의 뼈는 딱딱하게 굳게 되고, 살아 있으면 혈액공급으로 체온이 있어 유연성의 연골기능을 유지하게 된다.[14]

이미 죽은 사람의 시체를 가지고 해부학을 공부해온 양의는 이 강직성 연골을 체온이 없는 굳은 상태에서 보니 뼈로 볼 수 있으나 사람은 그때그때 환경에 따라 긴장하면 경직의 강도가 긴장의 환경에 따라 강+약으로 달라지고 생명이 살아있을 때에는 위의 강+중+약의 연골중 중+약의 연골은 과학의료기기에 의존하는 양의에서는 알 수 없다. 왜 MRI라든지 하는 단층 촬영기계가 투시(透視)할 수

---

14) 뼈와 뼈사이는 추간판이라고도 하고 영어로는 디스크(disk)라고도 한다. 또한 목, 등, 허리, 손가락, 발가락 팔굽 등의 기능 관절을 보호하는 연골성 뼈가 있는데 이를 강직성 연골뼈라 칭하였다.

있는 한계가 있으니 보인다고 하여도 지금의 양의나 한의의 철학으로
는 알지도 못하고 알아보아도 바르게 고치지 못한다.

어떤 이유든지 사람의 신체골격은 반듯하고(바르고) 튼튼하게
제 위치에서 제 기능을 해줘야 한다. 그래야 신체골격의 뼈 보호 속
에 순환기가 제대로 기능하고 또 장기에도 제기능하게 전달되므로
삶의 유지에는 이것이 기본으로 갖춰져야 건강한 삶, 맛나는 인생
(人生)의 행복을 누릴 수 있다.

목·등·허리 뼈의 디스크 질환이나 통증은 꼬리뼈(천·미추)가 궤
도를 이탈하였거나 제 기능을 하지 못하여 아픈 것이라고 단언(斷
言)한다. (단, 사고는 제외됨)

「부록 – 신체 골격 교정편 참조」

인체의 골격계

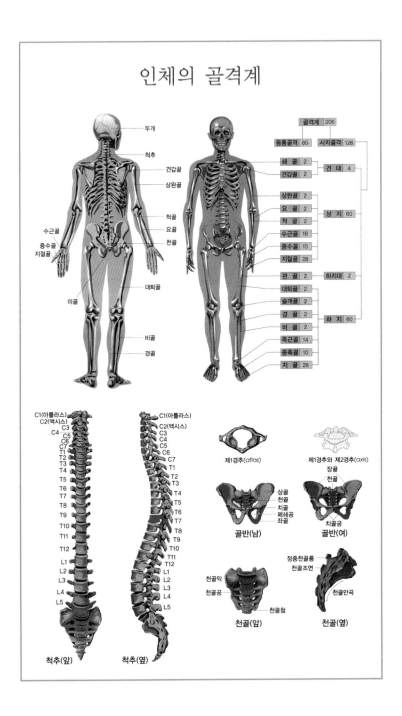

두개
척추
견갑골
상완골
척골
요골
천골
수근골
중수골
지절골
미골
대퇴골
비골
경골

골격계	206		
몸통골격 80	사지골격 126		
쇄 골 2		견 대 4	
견갑골 2			
상완골 2		상 지 60	
요 골 2			
척 골 2			
수근골 16			
중수골 10			
지절골 28			
관 골 2		하지대 2	
대퇴골 2		하 지 60	
슬개골 2			
경 골 2			
비 골 2			
족근골 14			
중족골 10			
지 골 28			

C1(아틀라스)
C2(액시스)
C3
C4
C5
C6
C7
T1
T2
T3
T4
T5
T6
T7
T8
T9
T10
T11
T12
L1
L2
L3
L4
L5

척추(앞)

C1(아틀라스)
C2(액시스)
C3
C4
C5
C6
C7
T1
T2
T3
T4
T5
T6
T7
T8
T9
T10
T11
T12
L1
L2
L3
L4
L5

척추(옆)

제1경추(atlas)

제1경추와 제2경추(axis)

장골
천골
상골
천골
치골
폐쇄공
좌골

골반(남)

치골궁

골반(여)

정중천골릉
천골조면

천골익
천골공

천골첨

천골(앞)

천골만곡

천골(옆)

8

음과 양이란 철학을 인식하면
병(病)도 고치고 행복도 동반된다

고정체 생명이든 유동체 생명이든 자연의 상대성이란 불변의 법칙에 의해 탄생하고 생존한다. 특히 유동체 생명 중 지혜론자인 우리 사람(人間)은 다른 생명체보다 행복이란 꿈을 누리며 삶의 여정(旅程)을 살다 생을 마감한다.

생명존재의 법칙에는 음과 양이란 진리의 법칙이 성분과 성질의 상대처럼 같이 공존하여 행·불의 길로 열어 감을 알아야 즐겁고 맛나는 생명체라는 멋진 꽃을 피우고 삶을 마감할 것이다.

먼저 음의 성질은 온순하고 흡수형이며 상대에 따라 변하게 되는 가연성의 성질이고 리더(Leader)가 아닌 순응하는 성질의 형이며 상대나 흡수류에 따라 그때 그때 잘 변화하다 보니 크게 보다는 적게 보며 자신의 기준에서 먼저 판단하는 좁은 형이다. 음의 성분은 한마디로 받는 대로 흡수하여 다시 생산하는 창조적 생산성의 성분이며 또한 생산에 따른 희생형이고 온도는 차가운 성질이다.

양의 성질은 흡수가 아닌 발산(뿜는)하는 성질로서 한마디로 하면 공격형이고 리더(Leader)형이며 무리를 이끌어가고 싶어하고 어울림에서 튀고자 하는 형(形)이 양의 성질이다. 양의 성질은 의무적 형이며 내면보다 외면적 환경의 성질이고 온도는 따뜻한 성질이다. 만물의 영장(靈長)인 우리 사람에게는 아니 지혜론자는 위와 같이 음과 양의 이치(理致)를 거부하거나 배제한 삶을 이어가면 결국 불행(不幸)한 삶으로 살다 마감할 것이다. 앞에서 다뤘지만 유동체의 삶은 운명(運命)이라 했고 운명(運命)은 가연성이라 하였다.

변화무상(變化無常)한 삶에 이런 일 저런 일, 이것 저것 수많은 변화의 생활이 삶에서 스쳐 가는데 음과 양이란 철학이 없으면 선장 없는 배가 바다를 항해하는 것과 같다고 표현하겠다. 무리(集團)를 구성하고 살아가는 동물체인 우리 인간(人間)은 음과 양의 이치를 근본으로 알고 행(行)함이 기본이다.

음과 양(陰과陽)의 이치를 우리 사람에게 비유하면 음은 여(女)자이며 양은 남(男)자이다. ①음과 양, ②음, 양의 이치는 다르다.

왜 그럴까? ①음과 양은 그 어떤 관계를 맺어주는 합성어(合成語)이며 ②음, 양은 이것, 저것을 표현 또는 구분하는 용어이다. 다시 말해서 남자와 여자는 관계를 뜻하며 남자, 여자는 성별을 구분(분류)할 때 사용한다. 우리 창조적 삶에 이를 비유한다면 아버지(男)와 어머니(女) 사이에 자식(子)이 태어나듯 '음과 양'에서 음은 어머니이고 양은 아버지이다. 그럼 "과"는 자식(후손)이다. 이를 자연철학(自然哲學)에 비유하면 양은(男) 하늘이고 음은(女) 땅을 말함이고 하늘과 땅 사이에서 자연의 에너지에 의존하여 사는 생명(生命)체인 만물의 영장인 사람을 "과"로 보아야 한다.

저자도 사람이니 하늘과 땅 사이에 '과'를 사람으로 표하며, 예로부터 이를 천(天), 지(地), 인(人)이라 했고 운명(運命)이란 가연성의 유동체 삶에서 가진 자와 덜 가진 자, 잘난 자와 못난 자, 높고 낮음의 격차(格差)를 해소(解消)하며 살라는 뜻의 상징인 삼족오(三足烏)란 무형체의 물체를 우리 선조들은 삶의 상징적 철학으로 삼고 살아왔다.

삼족오(三足烏)의 세발 디딤이는 두발이나 네발보다도 높고 낮음의 지탱밸런스를 원만히 조절할 수 있음을 부인치 못할 것이다. 이를 곰곰히 되새겨 보면 왜 저자가 음과 양의 이치에 대해서 병을 고치는 데 많은 내용을 적는지도 이해될 것이다. 음양의 철학이 동반되어야 질병에서 탈출할 수 있고 후회 없는 삶도 살 것이기 때문이다.

예컨대 혼자 생활하는 젊은 양질성의 남자가 발산한 호르몬(Hormone) 냄새는 그 어떤 탈취제로도 제거할 수 없다. 그러나 음질성의 여자가 여기에 며칠만 남자와 함께 생활하면 자연 탈취된다.

● 음의 성질은 흡수형이기 때문에 홀아비나 노총각이 발산하는 호르몬 성분의 냄새는 그 어떤 탈취제보다 음적인 여자로 인하여 자연히 흡수·제거됨은 이 또한 상대성에 의한 음과 양의 조화(調和)가 아닐까 싶다.
● 음과 양의 이해가 그래도 부족하면 후일 만날 기회가 주어지거나 강의 때 꼭 질문해 주시면 그때 충분히 이해시켜 드리겠습니다.

맛나는 가치의 삶이란
무엇인가?

탄생+음식+의복+수면+생활습관의 철학

탄생 : 유전자에 의한 잉태(孕胎)

남자와 여자가 만나서 사는 삶의 근본은 종족보존이다.

남자의 정자와 여자의 난자가 결합하여 창조되는 생명을 우리는 잉태(태아)라고 한다. 음과 양의 편에서 말했듯이 양은 씨앗이고 음은 양으로부터 받은 씨앗을 싹트게 하는데 질 좋은 씨앗을 양질의 토양인 음이 합하여 후세를 배양함이 생명체의 근본철학이다. 남자의 정자나 여자의 난자는 피(血)에서 만들어진다. 얼마만큼 양질의 피를 생산하느냐가 양질의 정, 난자 생산에 얼마나 영향을 미치는 것일까? 이 또한 상대성이 아닐까 싶다. 질 좋은 씨를 허약하고 빈

약한 밭에 뿌려 보아도 좋은 생명(제품)을 탄생(생산)하기는 어렵다. 이는 상대성이라는 자연의 법칙이다.

좋은 씨앗이 양질의 토양을 만나면 그만큼 멋진 99%의 후세가 배양된다. 반대일 땐 남달리 허약한 생명이 탄생하게 되고 이를 원인으로 짧은 생을 살면서 고통스러운 나날이 더 많을 것이며 아무리 좋은 유전자로 태어나도 생활환경의 지배를 성장 시에 잘못 받으면 이 또한 미완성의 삶을 살다 잘못된 후세를 배양케 될 것이다.[15]

음식(飮食) : 몸속의 세포먹이를 말함

① 입으로 먹고 생산된 세포의 먹이를 피(血)라고 하며

② 코로 흡입하여 세포에 산소 공급하는 공기도 혈관 속에서 피와 적정하게 혼합하여 세포의 먹이로 공급되며 피와 산소도 상대성이란 원칙을 인정하고 서로 공존함을 알아야 한다. 입으로 먹는 음식은 위장이 소화를 시키고 소화된 음식물은 소장(장)에서 거머리가 피를 빨아 먹듯이 흡수하게 되며 이를 **유산균**이라 하겠다. 소장이 흡수하고 난 찌꺼기(대변)는 대장을 통하여 몸 밖으로 배출된다. 소장이 흡수하여 만든 액체인 유산균이 피의 원료다.

코로 흡입하는 공기(산소)도 얼마만큼 맑고 깨끗한 양질의 공기

---

15) 유전자에 의하여 발생하는 생(生)과 사(死)

를 흡입하느냐가 세포의 기능 활동에 절대적 영향을 미칠 것이다.

자신의 건강상태에 따라 어떤 음식을 어떻게 먹어야 위장이 원만하게 소화시킬 수 있을까요. 위장에서 충분히 소화된 영양을 소비 없이 소장이 흡수하여 피를 만드는 유산균을 발효·생산시켜 간+췌장+비장으로 보내면 뇌의 오각(五覺)에서 차출되어 우리 몸을 관리하는 시스템(System)의 지시에 따라 양질이든 저질이든 이 원료로써 간과 췌장, 비장이 삼위일치하여 제 각각의 기능으로 피를 생산한다. 시작이 잘못되면 다음 단계 단계는 계속 잘못될 수 있지 않을까요.

이해를 돕고자 피의 질을 물의 수질(水質)에 비유해 본다. 부모의 피가 수질 2급에서 자식을 탄생(복사)시키면 그 자식은 3급 수질로 원본보다 질이 떨어질 것이고 또다시 그 자식이 자식을 탄생시킴은 4급수로 떨어지게 된다.

이러한 하향(下向)의 진화(進化) 과정을 양의학에서는 유전적이라 했고 독자들께서도 체질개선이란 말 한 번은 들어 보았을 것이다. 개선이라 함은 저질의 피가 양질의 피로 바뀌는 것을 말함이다.

의복

우리 인간은 두발로 직립보행토록 진화(進化)하면서 털의 보호에서 벗어나 알몸(피부)을 지키고 가리기 위하여 생명유지의 하나이자 위장술인 옷을 입게 되었다. 이를 의복(衣服)이라 하는데 여기서 의복의 중요성에 대하여 몇 가지 알아 보자.

외국인에 대해서는 그냥 우리와 다르고 생활문화 차이가 있다고 생각하면 된다. 피부도 호흡을 한다는 것을 독자도 알 것이다. 얼마만큼 피부세포가 좋아하는 아니 필요로 하는 촉감(觸感)의 옷으로 감싸줘야 하는지 생각해 보라. 앞서 신체 골격계에서 말했듯이 우리는 상체가 크고 하체가 적다. 또한 신체중심부인 양 골반(엉덩이)이 신체에 비하여 적은 편이라 삶을 연명(延命)하고자 편향된 자세, 잘못된 생활습관으로 신체골격이 상체의 무게중심으로 하체(아래)로 힘을 가하게 되는데 이때 골반(엉덩이)이 서구 유럽인처럼 크다면 힘을 완충(緩衝)해 줄 것인데 그렇지 못하고, 게다가 의복(옷)을 만약 꽉 쪼이는 옷을 입으면 생활에서 자연스럽게 조금씩 틀어지는 현상이 궤도를 바꾸어 통증이나 질병을 발병하는 데도 원인이 된다.

여기서 잠깐 과거 우리 선조들의 의복문화를 한번 보자. 음과 양의 이치에서 말했듯이 남자는 하늘이고 천기(天氣)를 받는다 하여 남자의 한복 상의의 목 주위가 열려 있으며 하늘로부터 받은 기(氣)가 땅으로 흐르지 못하게 발목에다 댓님을 묶었다. 반대로 여자는 땅이라 하여 지기(地氣)를 받기 위해 치마를 회전하여 앉아 보면 동

그렇게 나팔모양처럼 되도록 하였고, 또 땅의 지기를 많이 받아서 후세의 먹이를 생산시키는 가슴(유방) 위에 치마의 끈을 묶어 지기 (地氣)가 젖가슴에 모이도록 함을 부인치 못할 것이다. 이래서 우리 선조들의 의복은 생활환경에서 자연스럽게 뒤틀리도록 헐렁하게 옷을 입었음을 알고 저자는 선조들의 지혜에 또 한 번 놀랐다.

잠깐 생존에 관한 통계를 한번 살펴보자.

지금 존재하고 있는 우리 부모 세대의 생존자가 어떤 음식을 먹고 어떤 옷을 입고 어디서 어떻게 잠을 자고 하였는지 냉정히 돌아봐야 할 것이다. 서구유럽과 우리나라는 진화과정에서부터 생명유지의 생활방식과 체형도 다른 것을 알 것이다. 우리는 우리의 근본뿌리인 선조들의 지혜에 정리된 관계에 따라 말과 글이 음양의 이치에 맞게 잘 어울려져 있으며 품행(品行), 언행(言行)이란 격(格)을 갖게 함으로써 삶의 평가를 받게 하여 그 가치관을 가지도록 해왔다. 귀중한 것은 아니 보배스러운 것은 감추어져야 그 가치가 유지나 상승되는 것이 아닐까?

피부세포도 생명체인데 너무 노출시키지 말라. 특히 여자 분은 천하의 보물인 자궁(子宮)아랫배 부분을 서구유럽의 본을 받아 노출함은 골반이 작은 우리나라 여성에게는 불임, 유산, 조산 등 온갖 생식기(生殖器)의 질병이나 질환을 발생시키는 절대적 요인 중의 하나이다. 여자의 가장 아름다운 모습은 화장으로 포장된 얼굴과 꽉 끼는 옷 등, 온갖 장신구에 있는 것이 아니다. 건강한 생명을 탄생(아기)시켜 포근히 안고 젖먹이는 그 모습이 여성으로서나 엄마로서 가장 아름다운 모습이 아닐까 생각한다.

남자의 속옷도 가능하면 삼각형보다 박스형이 건강에 좋다. 왜? 바람이 잘 통하니까. 물도 흐르지 않으면 썩는다. 남자의 고환(睾丸)은 시원해야 한다. 따뜻하면 비뇨기 질환의 현상이 발생하고 한마디로 말하면 정력(精力)도 떨어져 고개 숙인 남자가 된다.

아주 추운 날씨나 무더운 날씨가 아니라면 머리에 모자 쓰는 것을 자제하라. 왜 남자는 천기를 받는다고 하지 않았나. 또한 신체의 혈관(피) 중에 70% 이상이 머리(뇌)에 있으니 이를 식혀 줘야지 모자를 쓰면 오히려 열을 상승시켜 뇌세포의 활동을 둔화시킨다.

두한족열(頭寒足熱)이란 말을 알고 있지 않은가? 저자가 알고 있는 바보 짓은 지식으로 배운 것을 자신의 것인양 여기고 자신의 창작적 지혜 능력을 좌멸(퇴화)시키는 행위이다. 자신이 가진 지식이라는 정신적 감성(感性)에 잘못 빠져 자신 스스로를 망가뜨리고 주위도 안타깝게 하는 이가 세상에서 가장 바보 중의 바보가 아닌가 싶다.

사람이든 어떤 물체이든 한 가지 속성만으로도 평가할 수는 있
겠으나 그 가치를 제대로 평가할 수는 없다. 사람 역시 자기 것이 최
고라는 것에 빠지면 더없이 불쌍한 인생(人生)이 된다. 선의의 경쟁
에서 상대에 따라 자신이 발전하지 않을까.

(물론 고정관념에서 벗어나야만……)

양보는

지는 것이 아니고

상대를

가르치는 것이다.

수면(둥지+잠자리)

첨단기기 손전화기도 사용하고 나면 충전을 해야 사용할 수 있다

　사람의 생활자체에도 상대성에 의하여 에너지 사용과 충전이 동반되어야 생활을 할 수 있다. 입으로 먹는 음식과 옷에 의한 보호만으로 존재케 하는 것만이 아니다. 혹시 독자 분들 중에 어떤 이유로든 수면을 충분히 취하지 못하면 어떠하던가? 한마디로 모든 의욕을 상실하게 된다. 불면증(不眠症) 환자에게 물어보아라. 한 끼 굶어도 잠 한번 실컷 자봤으면 할 것이다. 아기가 잠을 푹 자고 나면 빙그레 웃으며 일어난다. 그러지 않으면 짜증을 부리듯이 잠을 잘 자지 못하는 데는 아기의 컨디션(건강)에도 있겠지만 수면을 취하는 잠자리가 아기건강에 상당한 기여를 한다는 것을 …….

옛말에도 먹고 자고를 잘하는 아기는 건강하지 않던가? 그래야 성격도 온순해지고 아니 순하다는 표현이 맞을 것이다. 특히 요즈음의 성장기 청소년들은 수면 상태도 불규칙하거니와 수면 장소까지 잘못 되어 성장호르몬의 순환·분비가 제대로 되지 않아 온갖 생리적인 성장불균형 질환이 발병하고 있다.

또 선조들의 지혜를 잘 살펴보면 남녀가 남남으로 만나서 자식을 더 이상 낳지 않음을 '망단'이라고도 하는데 이때부터 여자는 갱년기(更年期)로 접어들게 되고 부부는 잠자리를 따로 하였다. 이때 부인(음)은 안방으로 남편(양)은 아래채나 사랑방으로 각기 따로 방을 쓰는데 여기서 음과 양의 이치를 다시 한 번 되새겨 보아야 한다. 부인의 안방은 마당에서 보았을 때 추담+마루를 거쳐 방으로 가서 자고 생활하게 되고 마당에 서서 방을 보면 방의 높이가 약 90센티미터 정도 된다. 이를 과거 선조들 센티미터가 아닌 자(1자가 약 30센티미터)로 표현하면 석자 정도의 높이에서 부인(女)이 자고, 반대로 남자는 아래채나 사랑채의 대문 곁에 부인보다 낮은 곳에서 잠을 자는 수면 문화는 음양법에서 말한 대로 음은 차가움이라 냉기(冷氣)는 아래로 떨어지고 양은 따뜻한 온기(溫氣)이므로 올라가는 상승의 성질로 비록 부부가 떨어져 자지만 음양의 기(氣)가 잘 때도 남자의 양기(陽氣)는 올라가고 여자의 음기(陰氣)는 아래로 내려와 서로 음과 양이 접하면서 지켜줌을 어떻게 생각할 것인가.

그래서 몸은 떨어져 있어도 마음은 곁에 있다는 말도 또 하나 철학(哲學)적으로 본다면 남자는 양기이고 양은 성질상 공격형이라 하였다. 대문근처에서 외부로부터 나쁜 기운(氣運)이 집안으로 침입 못하게 하는 뜻도 있으며 양기(陽氣)가 집안의 식구들을 보호함도 철학이라 아니할 수 있나!

남자를 대장부라 했다.

가문을 지키고 빛내어 후손에게 그늘이 되고 가정을 이끌어갈

기관차라고 하며 여자를 가모(家母)라 함은 집안(둥지)의

안주인이다. 그 주인의 주인은 남편이다.

가모는 엄마이며 엄마는 언제나 불러도 아름다운 표현이다.

그리고 교육자다. 또한 집안의 조미료 같은 존재다.

엄마는……

음식속의 조미료는

건강을 해치지만

집안 화목의 여신은

엄마란 조미료이다.

잘못된 생활습관과
삶의 철학

고정관념을 벗어나 냉정하게 자신의 현실을 한번 해부해 보자. 1970년대에 산업문화를 접하고 삶의 질이 향상되면서 80년대는 중화학공업도 함께 동반 발전하여 나라의 경제발전에 기여함을 부인치 못할 것이며 우리 국민들의 삶의 질도 달라졌다. 아니 진화했다라고 말함이 더 솔직할 것이다.

왜, 앞서 말했지만 1981년 올림픽유치와 더불어 올림픽을 치르고자 준비 없이 개방한 외국문화가 충(忠)·효(孝)·예(禮)를 중시하는 민족적 가치관을 묵살시킨 지금의 우리 가정이나 사회의 생활 흐름이 어떠한지 냉정히 돌아보자. 물론 민주주의 근본인 자본시장의 삶은 가진 자의 독주 속에 함께 하고자 하는 심적+현실적 경쟁과 갑자기 들이닥친 외세문화와 편리하고자 만든 과학론자의 병폐가 삼위일치하여 격(格)이 지존인 우리나라의 흐름을 잘못된 곳으로 보냄을 부인치 못할 것이다.

언어+의복+행동(품행) 문화 등이 사라져감을 우리 대다수는 뻔히 알면서도 겪고 있는 것이다. 나쁜 말은 듣는 이의 마음도 상하게 하지만 나쁜 언어 사용자인 자신도 서서히 망가지는 타락의 생명체로 진화시키는 것이다. 또 조화(造化)롭지 못한 의복착용은 주위의 눈살을 찌푸리게도 하며 본인 자신의 건강도 나쁘게 하여 고통을 주고 함께한 가족도 고통을 동반하게 된다.

또한 행동(품행) 문화에서는 절대적 왕의 중심시대인 조선시대를 거쳐 식민지 시대를 겪고 보릿고개라는 1970년대를 겪으면서 우리의 삶은 생존이란 원칙에 사로잡혀 있었으나 존재의 법칙인 룰(Rule) 즉, 가르침을 잊지 않고 가르쳤다. 그러나 1970년대부터 인구 억제정책의 하나인 가족계획 속에 대가족에서 1980년대부터 핵가족시대로 변화하여 보릿고개에서 자란 부모는 먹고 살기도 힘든 시절이라 교육도 제대로 받지 못한 한(恨)을 내 자식만큼은 많이 가르치고 고생시키지 말아야겠다는 일념으로 자식을 기르게 되었고 때마침 경제성장이란 자본주의의 근간(根幹)이 갑자기 동반되면서 돈(재산)만 있으면 최고라는 미명 아래 물보다 진한 피(血)는 도리어 피보다 돈이 먼저로 바뀌고 자연의 법칙인 천륜(天倫)과 혈연(血緣)마저 망각시켜 버렸음을 어떻게 받아들여야 할까?

앞에서 말했지만 나쁜 소리 하고 나면 마음이 편하지 않듯이 나쁜 마음을 먹으면 순간은 몰라도 하는 일도 아니 되고 건강한 삶의 여정도 없고 도리어 순간의 즐거운 락(樂)이 긴 고통의 길로 길잡이함은 진리(眞理)이다.

죄와 벌은 철학이다. 생명(生命)존재에 순리(順理)는 기본적 원칙이다. 잡으면 놓을 줄도 알고 서면 앉을 줄도 알아야 하며 먹으면 배설함도 순리(順理)이다.

단동십훈(檀童十訓)을 한번 살펴보라(전통유아교육법). 아무리 강한 자도 세상을 하직(下直)할 때는 다 내려놓고 간다. 재물(財物)을 잘못 가졌다가 정리 없이 놓고 가면 그 순간 가장 가까운 혈연(血緣)의 관계부터 망가지더라. 잘못 놓고 가는 자신을 주위의 평가는 무어라고 할까도 한번 깊이 생각해 보아라.

천금 같은 내 몸을 가정에서 자신이 스스로 가족과 함께 그리고 자신의 충전소인 둥지에서 고쳐라. 질병과 정신도 함께 고쳐라. 가화만사성(家和萬事成)을 자~알 깊이 있게 해부해 보면 행복의 길이 환하게 보일 것이다.

12

양의학·한의학·자연의술의 철학

수치에 매몰된 양의학

먼저 '양의학'의 장·단점을 냉정히 한번 들여다 보자. 최첨단의 과학기자재를 사용하여 검사한 데이터(Data) 수치로써 환자의 건강을 찾아 준다고 하는 '양의학'의 종합검사과정을 보면 ①나이 ②키 ③체중 ④술 ⑤담배 ⑥직업 등을 먼저 확인하고, 유전특성을 확인하기 위해 부모의 병력으로 ⑦암 ⑧당뇨 ⑨중풍(뇌경색) ⑩고혈압 등을 문진한다. 그리고 ⑪혈액검사(성분학) ⑫대변 ⑬소변 ⑭X-Ray ⑮심전도(초음파) 등과 기타 치아+안구+귀+코 등을 검사(Check)하여 그 수치에 기준을 두고 이를 건강이나 질병검사 당사자의 건강

상태를 판단함을 누구도 부인하지 못할 것이다.

예를 들면 건강이나 질병을 발견하는 의료기기를 개발, 제작한 회사에서 과학적 수치계산을 하여 계산된 결과를 의사가 환자의 치료나 건강 길잡이로 삼고 있다. 과연 이 수치계산으로 가능할까 해부해 보자. 같은 한 부모에서 태어난 형제, 자매, 남매라도 지문이 각각 다르며 혈액형도 가끔 다른 것을 하나의 수치계산으로 치료나 건강지킴이가 가능할까 싶다. 2002년 5월 15일 밤 9시 KBS, 지금의 8시 MBC 뉴스에서 당시 기준혈압에서 10을 낮춘다고 하였다. 2002년 당시보다 지금은 되려 잘못된 식사습관이나 생활습관과 신체는 과거보다 크고 콜레스테롤(Cholesterol) 수치도 향상된 상태인데 오히려 혈압기준을 더 올리어 정함이 맞지 않을까 싶다.

만약 세계 성인 인구를 기준으로 혈압기준을 10만큼을 낮추면 그만큼 혈압약(혈전용해제) 복용환자는 늘어나는 것이 과학적 수치가 아닐까 싶다. 또한 혈압조절 약은 한번 먹으면 평생 먹어야 하는 마약(麻藥)과 같은 진통제의 기능이며 평생을 공포와 함께 양약의 노예로 살아야 한다.(혈압기준을 10낮추면 세계인구중 혈압환자가 엄청나게 늘어날 것이고 그 수만큼 항생제 사용도 늘어날 것이고 이는 약장수의 농간이 아닐까.) 냉정히 살펴보자.

인간은 먹고 소화시켜 소장(小腸)이 소화된 영양분을 흡수하고 잔여 찌꺼기는 대장(大腸)을 통해 몸 밖으로 배출한다. 소장이 흡수한 영양분은 간에서 췌장, 비장과 함께 피(혈액)를 만들어 심장으로 보내면 폐에서 공급되는 산소(공기)와 만나서 신체의 건강상태(컨디션)에 따라 산소(공기) : 피(혈액)을 배합하여 각각 몇 %씩 보내느냐가 세포의 먹이인 종합영양제 헤모글로빈(Hemoglobin)이라는 것을 양의에서 표한다.

만약 혼탁한 저질의 피는 순환이 잘 안될 것이고 영양이 많고 질 좋은 양질의 피는 잘 순환된다는 것도 부인치 못할 것이다. 사람은 잡식성이라 온갖 것을 먹고 피를 만들어 세포의 먹이로 공급하여 자신을 지키고 외적으론 주위의 평가 대상이 되는데, 세포는 심장을 통과한 핏줄 즉 동맥이란 혈관을 통하여 자신이 아무런 생각 없이 외부로부터 마구잡이식으로 먹고 만든 세포 먹이인 피(성분과 질)를 공급받는다. 세포는 정상이던 비정상이던 이것을 먹고 기능을 하며 인간 자신도 소화 후 배설하듯이 세포 역시 먹고 배설하게 되어 있다. 이를 신체 부위별로 수거하는 핏줄(혈관)이 정맥이다.

〈이해: 전력이 아무리 강해도 플러스 +, 마이너스 − 같이 공존해 주어야 전구 등이 제 기능케 된다. 아무리 높은 전력(볼트)이라도 하나만 공급되어서는 전구 등이 절대 제기능치 못한다. 이는 우리 몸속의 동맥 혈관은 전류의 플러스와 같고 전구(조명) 등은 신체 기능의

세포와 같으며 반환되는 정맥 혈관은 전류의 마이너스와 같다.〉

　이제 한번 간단하게 양의를 평가해 보자. 철학을 배제한 채 순간 순간의 변화무상(變化無常)한 삶의 인생주체인 사람은 핏줄(혈관)이란 "관" 하나로 몸 전체 세포의 먹이를 공급하여 제 기능토록 하는데 사람의 신체를 나누어 부분별 검사나 치료 진단의 기준을 한다는 것은, 즉 진료과를 분리하여 치료함을 어떻게 독자 여러분은 생각할 것인가? 몸은 하나이고 몸 전체를 관리하는 촉각세포도 피의 영양을 먹고 내 몸을 지키고 관리하는데…….

　앞에서 다룬 혈압에 대하여 다시 살펴보자. 삶의 환경에 따라 순간 순간 혈압이 바뀌면서(높고 낮은) 우리는 명(命)을 유지한다. 한두 번의 혈압체크로 혈압의 기준을 결정(진단) 한다는 것에 대하여 어떻게 표할까?

　누군가에 의해서 혈압의 기준이 또 다시 변경될 수 있음도 부인치 못할 것이며 이는 한마디로 항생제 사용 증가로 이어져 제약회사의 배만 불려주는 장사(商術)인 것이다.

　단언(斷言)하는데 2000년대부터 시작하여 많이 팔아먹고 있는 줄기세포의 배양 치료는커녕 21세기가 끝나도 이와 같은 상술(商術)적 제도가 원인은 묻어두고 결과로 치료하는 과학의학의 현실에서 암, 당뇨, 중풍, 고혈압조차도 양의는 고칠 수 없다.

항생제

이쯤하고 양약(항생제)에 대하여 몇 자 적어보자.

독자 여러분도 한번쯤은 약이란 것을 복용해 보았을 것이다. 약을 먹고 소변 색을 한번 살펴보면 평소보다 소변(오줌)색이 노란색이거나 붉은 노란색 쪽으로 변한 것을 보았을 것이다. 몸속의 세균이나 바이러스성의 세균을 죽이기 위하여 핏줄(혈관동맥)을 통하여 공급되면 세포는 과연 괜찮을까? 아님 같이 죽을까?

뭐 요즘은 환자에게 세균만 죽여서 치료한다고 하는데 과연 그렇게 될까? 아직 그 어떤 세균이나 바이러스도 우리 인간(人間)이 지니고 있는 **면역세포**를 이기지 못한다. 그러지 못하면 심보가 행·불을 좌우하는 우리 인간은 아마 거의 멸족하였을 것이다. 스스로 면역세포를 제 기능토록 함이 부작용과 고통이 없는 자생(自生) 치유법이며 이것이 심우방의 건강 길라잡이법이다.

그런데 과학의학의 장점도 있다. 그러기에 존재치 않을까. 어떤 것이 장점일까? 자의든 타의든 사고로 인하여 다친 환자가 생명이 위험할 때 보조기구나 산소공급, 출혈 시 부족분의 혈액수혈 등으로 생명을 살려 소생토록 함은 인정해야 하지 않을까 싶다.

고의서에 의존하는 한의학

한의학의 장·단점도 살펴보아야 하지 않겠나!

몸 전체를 보고 진단하여 치료의 길잡이를 의서와 함께 풀어가는 것은 우선 양의학 보다는 낫다. 하지만 지금의 한의학을 한번 해부하면 먼저 환자와 대화하는 문진(問診), 눈으로 보는 시진(視診), 신체 4곳의 동맥 움직임을 촉각으로 느껴서 진단하는 맥진(脈診), 한의사의 깊이(실력+철학)에 따라 차이는 있지만 환자의 호흡소리나 심장의 소리를 듣는 청진(聽診), 환자가 숨 쉬어 뿜는 이산화탄소나 문진 시 입으로 뱉는 냄새를 환자도 모르게 맡아보고 진단하는 후진(嗅診)이 있으며, 정말 양의의 병리검사와 같은 환자의 몸속을 한 바퀴 돌아서 나오는 소변이나 신체기능별 신체부위의 혈액을 맛보는 미진(味診) 등이 있는데 이러한 의술인이 과연 지금의 한의사들 중에 얼마나 될까? 저자는 서울의 중심 강남에서 한의사 교육을 해 보았기에 안다.(홈페이지 교육 수료사진 참조)

지금의 한의학 공부 기준은 간단하게 표하면 고의서(古醫書)에서 발췌된 것에 의존하여 공부하는데 의서 탄생 시에는 지금처럼 경쟁(競爭)과 정쟁의 시대는 아니었고 과학이란 물질적 편의주의가 아닌 철학적(哲學的) 지혜(智慧)로서 교육(가르침)의 근본에서 만들어진 대단한 의서이다.

시간을 알 수 있는 해시계와 미래를 삶에 적용하고자 만든 별자리의 변화 정리된 천문도(天文圖) 등 또한 종족보존에 없어서는 안 되는 미래지향의 룰(Rule)이란 가르침은 지혜론자의 결과이다.

지금은 트랜스음식, 인스턴트, 냉장고와 냉수(찬 음식), 방부제 음식 등은 우리가 먹고 위장에서 썩어야(소화) 되는데 이를 제대로 소화되지 못하게 방해하는 방부제(防腐劑) 등이 인간의 생명지킴이 세포의 먹이로 공급되는데 과연 고의서(古醫書)에 기준인 한의학이 의학술 길잡이가 된다면 병을 고칠 수 있을까?(고의서의 세상과 지금의 과학에 길들여진 세상을 비교)

한약

독자들 중 한의원에 한 두 번은 가봤을 것이고, 가보면 대체로 한약을 먹으라고 할 것이다. 이런 말이 있다. 이슬도 사슴이 먹으면 녹용이 되고 독사가 먹으면 독이 된다(잘못 먹으면 오히려 해가 된다). 한약재의 거의 다수가 식물성이다. 식물의 풀물이 옷에 베이면 지우기 어렵다는 것은 생활에서 느껴서 알 것이다. 특히 여성 여러분은 더욱 더 잘 알 것이다. 푸른색의 식물성 약을 먹었다고 푸른색 오줌(소변)이나 푸른색 변(便)이 배출되나요.

이는 외부로부터 신체내부로 흡수된 음식물(유산균) 속의 독을 간(肝)이 해독하였기에 변하지 않는 것이다. 그래서 양의에서는 한약을 많이 먹거나 잘못 먹으면 간이 망가진다고 하지 않던가. 그러나 철학(哲學)적으로 베푸는 한의도 많다. 이 글의 중심 표현은 소수의 한의에게 표하고 싶은 심정이다.

한의의 진단 결과를 몇 가지만 한번 살펴보자. 과거와 현재를 비교해 보면 지금의 환자는 거의 다 아니 정상인도 영양제나 건강기능식품을 먹는 경우가 많은데, 당뇨나 혈압 조절제 등의 복용으로 순환하는 동맥혈관(핏줄)의 흐름을 짚어보는 맥진이 과연 얼마만큼 정확도가 있을까. 특히 여자 분은 위와 같이 식품이나 약을 먹고 여러 종류의 화장품을 사용하고 있는데 여성의 얼굴을 한의학적 시진(視診)으로 환자의 용안(龍顔)을 보고 진단할 수 있을까?[16]

저자는 양의든 한의든 다 같이 사람의 생명을 살리는 업종에서 서로 공생(共生)하면 지금보다는 조금 높은 치료율을 올릴 수 있다고 생각하는데 그렇지 못함을 우리는 알고 있다.

또한 다시 한 번 말하지만 양·한의를 나는 비판의 목적으로 말하고 싶지 않다. 다만 사람의 생명을 함부로 다루지 말았으면 한다. 저자는 한의사도 교육시켜 보았고 양의도 저자에게 다녀갔다. 선의

---

16) 과거에 한의사나 한약방의 약사는 여성 환자의 얼굴 화장을 지우고(못하게 함) 양약도 하루 전에 복용치 못하게 하여 진찰(診察)하였다.

의 경쟁이 자신을 발전시키고 잘못된 고정관념의 자신감은 반대로 자신과 미래를 해침을 13년에 걸쳐 저자에게 다녀간 수많은 이들이 알고 있을 것이다.

침

경험은 가장 좋은 스승이라 했던가!

한의의 침에 대하여 몇 자 적어 본다. 죽(竹)침은 철침보다 먼저다. 바늘처럼 가늘게 만들어 들깨기름에 문질러 사용했고 침술부위는 그리 많지 않았다. 백회, 용천, 합곡, 인중, 쇄골, 태충혈 등에 시술이나 자극(刺戟)하는 데 사용했다. 죽침에서 철침으로 진화하면서 침사용명(名)이 한의사의 단체에 따라 침사용 이름의 종류는 OO침이라 하여 상당히 많은 것으로 알고 있다. 이해가 가도록 쉽게 2가지로 말씀드리겠다.

먼저 피부(몸속)속에 종기나 살 속 깊이 곪아서 밖으로 노출되지 않은 종기(腫氣)를 침으로 찔러 짜내는 침술과 전기의 플러스, 마이너스 사이에 전구가 불을 밝히는 기능을 하듯이 침으로 사람의 신체에 분포되어 있는 동맥과 정맥사이의 모세혈관 즉 기능혈관의 막힘을 침으로 통하게 함이 침의 기능이며 침의 근본이다.

죽침을 시술 시에는 통증이 동반되어 환자에게 고통을 주기도 하며 또한 철침으로 시술받으면 저혈압의 피시술자인 경우 간혹 몸살을 하게 되는데 잘못 느끼면 침의 부작용으로 오인할 수 있으나 이는 막혔던 피가 통하면서 잠깐 일어나는 현상이다. 그래서 침 시술을 받고나면 몸을 따뜻하게 하라고 하지 않던가?

뜸

이제 뜸에 대하여 저자가 아는 대로 적는다.

1구(灸), 2침(針), 3약(藥)이라 했던가. 뜸도 크게 보면 3가지로 나눈다. ① 직접구 ② 간접구 ③ 장류 뜸(장뜸)이 있는데 직접구는 살을 태우는 법이다. 뜸자리(혈점)에다 쌀 1톨만한 것부터 주먹만한 것까지 시술자 제각기의 개념에 따라 직접 살을 태우며 시술하는 직접구가 효과는 간접구에 비해 높을 수 있으나 오히려 자칫하면 화상으로 제2의 고통이 따를 수 있고 흉터도 남을 수 있다.

간접구는 직접구보다 효과는 떨어질 수 있지만 화상이나 흉터 등의 부작용은 거의 없다. 한 번 더 뜸을 하더라도 저자는 간접구를 독자들께 권하고 싶다. 또한 직접구는 살을 직접 태우는 시술이라 의료법에 위배되지만 간접구는 위배되지 않는다.

장뜸(간장, 된장)의 사용범위는 극히 제한되어 있다. 시골에서나 경험이 조금 있는 사람은 못이나 철사 같은 쇠붙이에 발이나 손이

다치면 파상풍(살이 썩는 질환) 발병을 막고 치료하기 위해 간장을 끓여서 상처부위에 소독처럼 사용하여 치료했고 된장은 부스럼이나 알지 못하는 종기 위에다 된장을 바르고 마른 쑥을 올려놓고 불을 붙여 뜸을 하면 부스럼이나 종기의 세균을 죽여 치료하였다.

벌침

또 하나는 벌침(봉침)으로 질병을 고친다고 하는데 벌침을 함부로 다스려서는 안 된다.[17]

간간히 언론에서 벌침 시술 사고에 대하여 접하고 있지 않나요. 벌침속의 봉독(蜂毒)은 혈압이 낮은(저혈압) 사람은 특히 조심하여 시술해야 한다. 득보다 실이 많다. **저혈압 환자는 차라리 벌침 시술을 받지 말라고 하고 싶다.** 벌꿀(자연산)을 먹거나 후각으로 냄새를 맡게 되면 피부층의 모세혈관이 팽창하여 순간 피의 흐름을 막아 일정시간이 지나면 이것이 풀리면서 피를 순환하게 하는데 이를 우리는 막힌 고무호스를 입으로 불 때 잔잔한 호흡을 쉬었다 한 번에 크게 바람을 불어넣어 막힌 호스를 통하게 하는 것과 같은데 저혈압 환자는 피가 모자라 저혈압인데 순간이나마 피의 순환이 장애를

---

17) 세상의 이치는 상대성이라 하지 않든가. 독도되고 약도 되는 법. 장, 단점이 공존해야 존재케 되지만 장점이 많아야 복(福)하다.

받으면 심장기능이 저하되고 자칫 심장마비를 일으킬 수 있다.

사혈요법

사혈요법(瀉血療法)에 대해서도 알고 가야 한다.

사혈요법의 사(瀉)자는 몸속의 피를 밖으로 빼낸다는 말이다. 사람이란 존재는 "피"라는 것과 산소에 의존하여 생명을 유지하는데 핏줄이라는 혈관을 통해 신체의 몸속 기능세포에게 피를 전달하여 삶을 유지하고 주위의 평가대상도 된다. 혈액 속의 성분과 성질은 딱히 나눌 수 없다. 현재 양의학적으로 말하면 독자들도 이해가 쉬울 것 같아 그렇게 쓴다. 피는 백혈구와 적혈구가 상대적으로 공존하여 사람의 삶에 필요한 에너지로 인정되는데 또 하나의 성분으로 혈소판이란 지혈피가 있다. 우리 몸 속에서 아주 소량만 생산되는 지혈피는 적혈구, 백혈구 사이에서 밸런스 기능을 하며 순환하고 있다. 백혈구는 종류에 따라 다르지만 나라 기관으로 국방부, 검찰, 경찰 등처럼 내 몸을 지키고 유지시키는 기능혈이고, 적혈구는 몸속 기능세포의 먹이다. 혈소판은 자의든 타의든 사고로 인하여 만약 환자가 실신케 되면 환자의 생명보호를 위해 출혈(出血)되는 피를 멈추게 하는 희생성 지혈 작용을 하는 기능피이다.

그런데 사혈요법에서 신체부위의 사혈점에 사혈한 후 부항컵을 피부에서 분리시킬 때 생긴 굳은 피를 죽은피 또는 콜레스테롤(Cholesterol)이라 하는데 그건 잘못 알고 있는 것이며 그렇지 않다. 잘 모르고 시술하게 되면 사혈하고자 하는 부위에 사혈침으로 찌르면 순간 앞서 말한 대로 출혈을 막기 위해 지혈피 즉 혈소판이 찌르는 부위로 몰려오게 되는데 이때 사혈된 굳은 피, 곧 혈소판은 피의 전형적인 비린내의 냄새가 나지 않는다. 이것을 다수의 사혈요법에서는 비린내가 아니 난다고 해서 죽은피 즉 콜레스테롤(Cholesterol), 한의학적으론 어혈(瘀血))이라 속단한 것이다.

우리 몸속의 죽은피의 냄새는 암모니아(Ammonia) 냄새가 난다. 물론 정상적인 생혈(生血)의 피는 비린내가 난다.

혈소판의 피는 백혈구와 적혈구 사이에서 유지밸런스 기능을 하며 또 하나의 기능은 저혈압 환자의 혈압상승에 도움을 주는 기능을 한다. 우리는 살면서 사고나 심한 상처를 입는 경우는 흔하지 않다. 지혈기능을 하지 않을 때는 저혈압(혈압상승) 환자에게 도움을 주는 양행(洋行)기능 하는 것이 지혈피이다. 사혈을 심하게 하여 빈혈성 어지럼증을 겪어본 사람은 알 것이다. 아무리 잘 먹어도 빨리 회복되지 않는 것은 전체 생산되는 정상 생혈피의 양에서 아주 극소수만이 혈소판 피로 생산되기 때문에 회복이 더딘 것이다. 정상적인 피는 많은 일을 하기 때문에 많은 양이 필요하지만 지혈피는 그렇지 않다.

사혈요법이 좋다는 장점이 있다면 반대로 잘못 알고 지혈피를 사혈하게 되면 정상적인 생활도 어렵고 정상회복도 상당히 힘들다는 것을 명심하기 바랍니다. 전문가의 도움을 받고 사혈시술을 할 것이며 한의학에서는 어깨너머로 배워서 간간히 사용하고 있으나 수박 겉핥기 식이지 치료의 개념은 없다. 모르기 때문이다.

양의든 한의든 자연의술이든 피를 잘 통하게 하여 잘못된 신체기능을 살려내는 행위를 치료 또는 치유라 한다. 그러나 자연의술은 양의나 한의가 할 수 없는 질(質)좋은 맑은 피를 생산시켜 잘 통하게 하는 자생치유(自生治癒)술이 자연의술(自然醫術)의 근본이다.

기

이제 기(氣)란 용어에 대하여 해부해 보자.

기(氣)란 용어가 아마 생활용어 중 단어(單語)로써 가장 많이 사용되는 용어일 것이다.

① 놀랍게도 쉽게 어떤 일을 잘 처리하면 기차게 잘한다.

② 어이없는 일을 당하면 기가 막힌다.

③ 여자가 행동을 격하게 하면 기갈이 쎈 여자다.

④ 힘이 없어 보이는 사람보고 너는 왜 기가 없느냐고 한다.

⑤ 리드를 당하여 순응하면 기가 죽었다고 한다는 등

이렇게 우리의 생활과 밀접한 필연관계는 바로 건강과 접함을 부인할 수 없다. 삶을 살아가면서 경제적인 굴레 속에 묶여 한계를 넘기면 자신도 모르게 변한 생활이나 행동으로 지탱의 기준을 잃고 주저앉을 수밖에 없다. 방전된 배터리를 뛰어난 배터리로부터 잠깐 충전시켜 본래의 기능토록 하는 이치처럼 병고에 오랫동안 시달린 환자나 삶속에 소모된 정신적, 육체적 에너지를 찾을 수 있게 함이 기(氣)의 기본 도(道)가 아닌가 싶다. 베풀려고 하는 마음의 기(氣)는 선(善)한 기(氣)가 되고 탐욕으로 사용하면 악(惡)의 기(氣)로써 자신을 스스로 자멸시키는 사(邪)과 기(氣)이라 하겠다.

교육자이든 단체의 리더(Leader)이든 생명을 다스리고 이끌어가는 기본 철학은 마음으로 인도(引導)함이 정도(正道)이다. 특히 사람의 생명을 다스리는 의(醫)이는 자신의 희생도 함께 동반되어야 참다운 의술인(醫術人)으로 평가받을 것이다.

주의: 자연의술 시술법인 체침술, 뜸, 사혈, 봉침, 신체교정, 운동(치료운동)을 시술받은 환자는 시술 후 한 시간 정도 찬물을 사용하거나 먹으면 시술의 효과가 떨어지고 기(氣) 치료를 시술 후에는 지

도자나 환자 둘 다 30분 정도 찬 것을 피해야 하며 시술받은 환자가 조금의 수면을 취하면 자연계 현상으로 기혈(氣血) 흐름에 도움이 되어 치료의 효과도 높여 준다는 것을……

앞질러 가는 그 인생
후회란 꼬리 달고,
5분간의 여유 인생
행복의 불씨 된다.

제 3 편

암,

외부에서 오는 병이 아니다

암의
발병원인과 치료

"암" 진단 80%는 오진이다.

이번에는 직언(直言)으로 말해야 되겠다 싶어 쓴다.(내용이 길고 많으니 마음으로 준비하여 읽어야 얻는 게 많다.)

모든 병으로부터 받는 고통은 순환기 장애다. 피가 잘 통하지 않는다는 것이다. 비정상적으로 흐르면 유속이 느려서 혈관속의 피는 혼탁해지고 혼탁한(저질) 피가 세포의 먹이로 공급되면 피를 먹고 사는 기능세포는 제 기능을 못한다. 혼탁한 저질의 피는 시간이 갈수록 혈관이 교차하는 기능 점(혈점)에 조금씩 아주 미미하게 쌓이게 되고 쌓인 피의 찌꺼기를 퇴적물(堆積物)이라 하고 이를 의학적으로 어혈, 콜레스테롤이라 했다. 퇴적물이 쌓이게 되면 더욱 더 고통의 강도는 높게 되고 더 나아가 혈관 속에 쌓인 퇴적물의 양이 조금씩 많아지면 먼저 퇴적된 피는 썩게 된다. (암모니아 냄새가 남)

또한 사람의 몸속에 존재하여 살고 있는 모든 생명체는(세포, 세균, 유사균) 혈관(血管)을 통해서 혈액이란 먹이를 공급받아 먹고 사는데 맑고 영양이 풍부한 피를 세포가 먹고 반대로 세균이 저질의 피를 먹고 산다고 보면 쉽게 이해될 것이다.[18]

암은 자신의 몸을 함부로 사용한 결과다.

암(癌)이란 외부로부터 전염된 것이 아니라 자신이 스스로 자신의 몸을 함부로 사용한 결과에서 발생한 놈이 암이다. 즉, 몸속에 있는 독안에 든 쥐란 것이다. 그 어떤 암이든 순간적으로 발생치 않는다. 사전에 예고나 통보성의 질환이 낚싯줄의 "찌"와 같이 알려 주건만 이를 무시하고 방치한 대가이니 고맙게 받아들이고 만약 예고나 통보해 주는 것이라면 고쳐서 맛나게 살라는 신호임에 더더욱 주위에 좋은 일 많이 하면서 살라는 계시(啓示)로 알면 복(福)할 것이다.

---

18) 예를 들어 산 계곡 물의 흐름인 유속(流速)이 빠르면 쓰레기 같은 것은 없고 반대로 유속이 느려 물이 고였다 흐르는 곳엔 쓰레기 있는 것이다. 그래서 잘 먹고 잘 자고 잘 싸면 된다고. 쾌식! 쾌면! 쾌변!

오장육부의 암은 이렇게 발생한다.

사람의 사망률 1위 "암"에 대하여 해부해 보자. 암을 간단하게 사람의 신체부위별로 나누어 독자 여러분이 알기 쉽게 한번 나열해 보겠다. 먹어야 산다는 뜻에서 신체 중 먹이를 생산하는 오장육부(五臟六腑)에 생기는 암이란 놈은 어떻게 생기는지 저자가 아는 대로 적겠다.

앞서 말한 대로 오각(시각, 미각, 청각, 후각, 촉각) 세포를 제외한 모든 세포는 배양세포라 한다. 생명이 만들어질 때(잉태) 정자와 난자의 품질에 따라 형성되어 산모의 건강상태에 의하여 자궁(子宮)에서 280일 성장하여 세상 밖으로 나오는 것을 정상 출산이라 한다 (여성의 암에 대해서는 21장 여성편에서 상세히 해부할 것임).

정상인 아이가 태어나서 홍역(紅疫)을 하고 영구치(이빨)를 형성하게 되면 이때 장기의 세포는 정상기능의 준비를 하였다고 보면 된다. "왜", 이제 음식만 잘 가려서 먹으면 그 음식을 원만히 소화할 수 있도록 입으로 씹을 수 있기 때문이다.

위암

독자여러분들이 많이 알고 있는 위암을 중심으로 쉽게 알려 드리겠다. 이제 입으로 먹는 음식을 천천히 잘게 잘 씹어서 위장으로 내려 보내면 이때부터 준비된 소화기능 위세포가 자신의 신체조건에 따라 소화기능을 하게 되는데, ①언제는 많이 먹고 ②언제는 적게 먹고 ③언제는 굶고, 건너뛰고 ④언제는 빵이나 우유로 대체하여 먹게 되고 ⑤언제는 찬밥, 찬 음식을 급히 먹는 등 불규칙한 식생활습관이 반복되면 어떻게 될까?

예컨대 50마리의 소화기능 세포가 소화를 담당한다고 할 때 이러한 불규칙한 식사법이 이어지면 이 50마리의 소화기능 세포는 기능 중심을 잃게 되고 힘들어 할 것이며 결국은 제 기능을 수행할 수 없게 될 것이다. 다시 말해서 이와 같이 소화기능 활동을 불균형으로 자주하게 되면 배양세포인 소화담당 세포 50마리 중에는 약하고 노쇠한 세포10마리 정도가 생기게 된다. 이때 생활습관이 정상이라면 그 10마리의 노쇠한 세포는 퇴화되어 정맥을 통해서 몸 밖으로 배출되고 남은 40마리의 세포 중에서 퇴화된 10마리 세포를 보충 배양하여 50마리로 정상 배양시켜 본래의 기능을 수행하겠지만, 위 5가지의 불균형한 식생활 습관이 반복되고 삶의 기본적 철학인 환경요소까지 나쁘게 반영되면 정상으로 회복되지 못하고 소화기능 저하와 함께 본래의 기능 리듬(Rhythm)을 잃게 된다.

예컨대 한 끼 식사에 1kg을 소화시킬 수 있는 기능으로 조절되어 있는 세포가 때에 따라 너무 맵고 뜨겁고 짜고 싱겁고 기준이 무너진 음식흡입에 소화기능 세포의 기능이 원만히 수행되지 못함은 부인치 못할 것이다. 그래서 적당(適當)히 라는 말을 많이 사용함이 여기에도 적합지 않을까 싶다.

그러면 이런 식생활로 정신없이 소화기능을 하는 세포들 중 일을 많이 하여 노화된 세포와 그중 약한 세포들이 빨리 퇴화될 것이고 반대로 영리하고 똑똑한 세포는 절대 무리한 일을 하지 않으려고 잔머리를 쓰게 된다. 위와 같이 두 가지 현상이 발생하게 되면 ①적게 먹으면 금방 허하고 속쓰림이 생겨 식탐(食貪)을 일으키고 ②많이 먹으면 되려 부른 배가 지탱의 고통을 줄 뿐만 아니라 위궤양이나 위산과다 등으로 괴로움을 준다.

이를 무시하고 먹는 즐거움이라는 락(樂)에 빠진 생활을 이어가면 영리한 세포가 정상세포의 무리(群)에서 분가하여 약한 세포나 노쇠한 세포와 함께 또 다른 집단을 꾸려서 정상세포의 먹이를 착취하여 먹고 살며 반대로 정상세포는 그 기능을 조금씩 잃게 된다. 인생의 장·단점처럼 아니 시소의 원리처럼 한쪽이 서서히 커지면 그 반대쪽은 줄어들게 되는 법이 상대성의 원리이다. (정상세포가 아닌 또 다른 집단을 유사세포라 함)

"암"이 하루아침에 발생하지는 않는다. 속쓰림, 위산과다, 위궤양과 같은 증상이 나에게 신호를 보낼 때 조심하여 고쳐라. 이를 무시하면 별 수 없이 똑똑한 돌연변이 유사세포는 "암"이란 놈으로 변위되어 나를 서서히 고통이란 진흙탕 속으로 집어넣고 나중에는 자신이 죽으면 몸속의 "암"도 죽게 되는데 암이란 놈은 그것을 모른다.

만약 사람이 죽는다고 한다면 겁을 먹고 죽는 일은 하지 않는다는 것을 누구나 알고 있지 않은가. 소화기능에 이상을 느끼면 이미 제한된 공간에 있는 몸 속의 장 기능은 상당히 나쁜 쪽으로 진전되었거나 진전될 준비가 되었다고 생각해야 한다.

또한 생명(生命)유지에는 상대성이란 필연(必然)성을 배제할 수 없다. 50마리의 정상세포 중 불균형한 생활로 노화되거나 퇴화된 세포가 원만히 배출되지 않고 위장 속의 일부분 즉, 소화정상세포 주위에 붙어 생활하고 있다. 이를 저자는 정상세포의 **작은집**이라 하고 **유사세포**라고도 하였다. 이 작은집 세포가 원만히 배출되어야 잔여세포가 배양(산란)하여 정상세포 기능을 하는데 앞서 말한 대로 먹는 것은 1kg을 입으로 먹고 위장에다 보내면 40마리가 소화기능을 하려니 비정상 소화가 될 수밖에 없고 이것이 흔히 알고 있는 소화불량이다. 상대성이란 원칙에 따라 작은집(유사세포) 퇴화세포는 항시 태어날 때부터 공존하는데 나의 견해로는 작은집 세포가 늘어 조금씩 커지면 더 이상 크지 못하게 영리한 세포가 이를 억제시켜 자신의 영역을 창조한 것이 "암"이다. 암은 정상세포의 기능을 저하시키고 반대로 자신의 영역은 확장케 되며 서서히 고통에서 죽음으로……. 그러나 작은집(유사세포)의 세포는 어느 단계까지 커져도 정상세포의 기능에 지장만 주지 정상세포를 죽이지는 못한다. 왜? 큰집이니까. (이때 괜히 긁어서 부스럼 만들지 마라)

초음파와 내시경 검사

그런데 우리 삶은 운명(運命)이란 가연성의 굴레에서 돌고 돌며 순환하고 사는데 어찌 좋은 날만 있겠는가. 혹 그러지 못하여 몸의 컨디션(Condition)이 떨어져 병원에 가면 이럴 때 재수 없이 잘못 걸려 초음파나 내시경 검사를 하게 되고 이때 몸속의 작은집(유사세포)을 보고 암으로 판정하는 오진(誤診)을 하여 환자 아닌 환자로 만든다. 그냥 두고 속만 "잘" 다스리면 아무것도 아닌데 유사세포(작은집)도 생명체로서 인지(認知)하는 능력이 있으므로 외부로부터 빛이나 레이저(Razer)광선이 비치면 순간 돌연변이가 되어 암으로 변한다. 지하수가 햇빛을 보면 변한다. 우리 몸속에도 빛이 없으니 검사 할 때 빛이나 광선을 몸 안에 비치게 되면 어떨까?

그런데 현대의학은 소화기능만 지장을 주는 작은집(유사세포) 크기에 따라 암이다 하여 1차 검사 후에 해당부위의 조직을 일부 제거하여 검사하게 되며 조직검사를 하려면 내시경의 빛을 쏘아 제거해야 되고 사람의 몸속에는 빛이 없으므로 갑자기 세포에게 빛을 비추면 정상과 비정상 세포는 놀라서 본래의 궤도에서 흐트러질 것이고 검사를 위하여 제거한 시료가 검사되는 동안 세균은 이미 몸속 다른 곳으로 도망가지 않을까. 왜, 사람의 생명은 쉬지 않고 순환하고 있기 때문이다.

이해를 돕고자 한 무리의 물고기가 물속에서 큰놈, 작은놈, 비슷한 종류 들이 생활하고 있을 때 갑자기 돌멩이를 던지면 놀란 고기는 제각기 살기 위해서 사방으로 살려고 도망갈 것이다. 물결이 다시 조용해지면 본래대로 그 무리의 고기가 다들 원래대로 모일까? 아니다.

마찬가지로 내시경 검사를 위함이나 화소(畵素)가 높은 초음파 검사를 돌멩이 던지듯 빛을 비추거나 레이저를 쏘게 되면 정상세포와 그 중 약삭빠른 세포, 작은집(유사세포) 세포 등은 놀라서 전부가 제각기 흩어지고 시간이 지나면 정상세포는 제자리로 모이게 되지만 정상세포의 연결고리인 작은집세포는 또 당할까봐 절대 정상세포와 합류치 않고 별도의 군락을 이루면서 악성 세균으로 진화된 이 때부터가 진짜 암이 되는 것이다. 앞서 말한 대로 배양세포가 제 기능을 못하면 배양리듬의 균형이 깨어지고 불안을 느낀 세포 중 영리하고 약삭빠른 세포가 군락을 이룬다고 하였는데 위장기능검사를 하지 않아도 불규칙한 생활을 계속하면 일하기 싫은 작은집 세포는 별도의 군락을 이룬다.

그러면 과학의학에서는 왜 초음파와 내시경 검사로써 암일 것이라고 진단하여 조식검사를 하는가? 작은집(유사세포) 세포는 제기능치 않고 본래 정상세포의 주위에 군락을 이루어 살기 때문에 사람에 비유하면 놀고 먹는 비만형이다. 이 작은집 비만형 세포를 암이다 하여 조직검사를 하게 되면 놀란 놈, 즉 약삭빠르고 영리한 세포는 화가 나서 다른 군락을 이루어 조직생활을 시작하는 것이 암이다.

옛말처럼 긁어서 부스럼 만든 격이다. 독자는 이렇게 반문할 것이다. 그럴 때까지 백혈구는 뭐했냐고. 같은 종류의 세포가 하나의 무리로 생활하다 보니 한 곳에서 같이 자생한 세균성 세포를 면역기능역할을 하는 백혈구가 같은 동족으로 착각하여 공격하지 않는 것이다. 그러나 외부로부터 감염된 세균은 내 몸의 국방부인 면역 기능이 퇴치해 주지 않는가.[19]

아무리 좋은 자동차라도 도로라는 궤도를 벗어나게 되면 제 기능을 하지 못하는 법이다. 하늘을 나는 비행기도 항로(航路)란 것에 의하여 순항한다. 동양인 중 우리나라 사람은 체질에 어긋나는 음식을 아무런 훈련 없이 먹게 되면 위장 속의 소화 효소세포가 혼란을

---

19) 외부에서 몸속으로 침입한 세균은 백혈구로 잡는다. 하지만 몸속에서 생긴 세균과 암은 같은 생활환경에서 살기 때문에 서로 속이고 산다.

일으켜 제 기능을 다하지 못하고 또 다른 과음, 과식, 폭주 등이 반복되면 세포 역시 과부하가 생겨 결국 부작용 같은 소화불량으로 이어지고 덜 삭힌(발효) 음식물이 흡수기관인 소장으로 가게 되는데 이 때 소장의 흡수기능도 연계적으로 혼란이 생길 수밖에 없다.

모든 생명체는 순리를 벗어나면 표(表)를 해 준다. **소화불량, 속쓰림, 위산과다, 위궤양이란 신호 없이 바로 위암이 발생치 않는다.**

소장암

소장암에 대해서도 마찬가지로 이야기할 수 있다. 위장에서 잘못 소화시켜 보내는데 즉, 소화(발효)시키는 기능은 위장이 해야지 흡수기능만 있는 소장이 어떻게 감당할 것인가. 소장은 부실한 음식물을 흡수하기 위하여 온갖 장의 흡수세포가 힘을 다 쓰게 되고 이것이 누적되면 앞서 말한대로 비정상적 세포배양이 또 다른 세균이란 세균성 생명을 창조시킨다.

소장의 흡수기능을 빗대어 말하자면, 거머리가 피부에서 피를 빨아먹는 것과 같은 유사한 기능이 소장의 흡수기능인데 이때 소장의 세포가 원만히 흡수치 못한 불량소화물은 일부만 흡수하고 대장을 통하여 항문으로 배출하게 된다. (그러므로 좋다는 음식을 아무리 먹어도 영양부족의 현상이 나타난다.)

대장암

위장에서부터 소장의 흡수기관까지 제대로 발효하지 못한 음식물을 흡수할 수 있는 데까지 흡수하고 대장으로 보내면 대장은 이것을 받아서 일정시간 비축해 썩게 하는데, 이 역시 위에서 불량식품이 내려온 것을 비축의 기능도 힘들고 썩게 하는 일도 힘들지 않을까. 적정한 수분조절도 아니 되니 변비나 치질, 치루 등의 발병 원인 중에 가장 큰 원인이 아닐까 싶다.

간암

소장에서 흡수한 음식물 액체를 유산균(소화·흡수된 영양성분)이라 한다. 우리가 먹은 음식물은 위장을 통과하면서 바로 소화되고 발효되어 유산균으로 된다는 것은 알고 있을 것이다. 그리고 모든 음식물은 그 자체가 생명체이고 생명체 유지를 위해 자신을 지키는 지킴이로서 독(毒)이란 것을 가지고 있다. 소장이 흡수한 유산균 속에는 이 독이 들어 있는데, 간이 그 해독기관인 것은 상식적으로 잘 알 것으로 생각한다.

소장으로부터 간으로 유입된 유산균 속의 독(毒)은 간에서 해독되고 추출되어 쓸개주머니(담낭)로 보내지고, 음식물의 해독된 유산균은 뇌의 지시를 받아 췌장(膵臟), 비장(脾臟)과 함께 자신의 신체조건에 맞추어 세포의 먹이인 피를 만들어 몸속으로 공급하기 위해 심장으로 보내진다.

다시 돌아가서 입으로 먹는 음식을 동물성과 식물성으로 크게 나누어 한번 해부해 보자. 위에서 소화(발효)시킨 음식물은 다음 기관인 소장에서 동물성이든 식물성이든 흡수된다. 이 동·식물성의 영양성분은 함께 간으로 보내지며, 간은 동물성 유산균이나 식물성 유산균을 오는 대로 해독을 한다. 이때 동물성 지방이 많이 유입되면 간이 보유한 식물성 지방간의 해독·처리기능이 담당하게 되고 반대로 식물성 지방이 유입되면 동물성 지방간이 해독·처리하게 된다. 그리고 또한 간에는 동·식물성 지방(간) 외에 중성 지방(간)이란 것이 분류되어 있는데, 지금의 과학의학의 견해가 독자들의 이해에 쉬울 것 같아 저자도 이 말을 그대로 쓴다.(이는 여자에게도 남성 호르몬(Hormone), 남자에게도 여성 호르몬(Hormone)이 형성되고 있다는 것 참조)

중성지방은 동물성이나 식물성 지방 사이에서 아주 적은양의 지방 아닌 지방으로 각각 형성된 것을 말하는데 이를 이렇게 이해해 주면 좋겠다. '너와 나', '너 나'는 분명히 다르다. '너와 나'는 합성어이다. '너 나'는 표현어. 마찬가지로 중성지방도 이와 같은 것이라 이해하면 좋을 것이다.

그러나 이 중성지방이 만약 양쪽 지방 사이에서 간 기능 저하로 필요 이상으로 생산되어 몸속의 혈관으로 가면 자칫 **동맥경화**(動脈硬化)를 일으켜 사고가 날 수 있다.

한 번 더 짚고 가자. 이와 같이 입으로 먹는 것 다시 말하면 시작이 잘못되면 위→소장→대장(배출)까지 그리고 소장에서 간 기능까지 모두가 연계적으로 고장 날 수밖에 없다.(저자는 앞에서 자연이 아니 신이 만들어낸 가장 위대한 창작물은 사람(人間)이라 명했다.)

비장(脾腸, 지라)에는 왜 암이 발생치 않을까?

이제부터는 비장과 췌장의 역할도 알아야 간암편이 마무리된다. 비장(脾臟)은 피와 같이 붉은 색의 덩어리다. 쉽게 말하면 불씨처럼 피의 씨다. 간이 독을 해독하면 이 때 해독을 마친 액체에 적정량을 섞어준다. 그리고 비장(脾臟)은 붉은 액체 덩어리고 따뜻한 성질의 불씨여서 비장은 현재까지는 "암"이 발병치 않는다. 아니 발병하면 우리 인간은 아마 멸족하였을 것이다.

암이란 세균(암세포)은 따뜻할수록 생존할 수 없고 되려 차가울수록 성장한다.

췌장(膵臟, 이자) 암

췌장의 기능은 독자들도 흔히 알고 있지만 인슐린(Insulin, 췌장 호르몬의 이름)의 생산과 조절 기능으로 핏속의 당분(혈당)을 조절 공급하는 기능이지만 더 중요한 것이 있다. 혹시 독자 분들 중에 비빔국수에 고추장을 넣어서 비빌 때 설탕을 조금 넣어 비벼보면 쉽게 고추장이 풀려서 맛있는 비빔국수가 된다는 것을 경험해 보셨는가? 우리 인간은 잡식성이다. 네발로 기어 다닐 때는 채식주의자에서 두 발로 진화하면서 잡식성으로 진화하였다. 온갖 음식의 추출물에서 만들어지는 음식물 속의 당분을 인슐린(Insulin)이 통제 관리하고 있다고 한마디로 표한다.

우리가 먹고 배설치 못하면 어찌될꼬? 끝없이 이것저것 마구 먹으면 다음 기관으로 내려오는 음식물의 추출물인 유산균 속의 액체를 파악하여 췌장도 인슐린을 생산 조절, 소비적 사용, 기능을 해야 하는데, 화학적 조미료나 설탕 같은 단맛에 꾀여서 먹게 되면 췌장의 기능세포는 할 일이 없게 된다. 그렇게 되면 상대성에 의하여 췌장의 인슐린 조절기능이 서서히 떨어지고 혈액속의 세포영양소인 혈당 조절기능의 밸런스가 비정상화되면서 돌연변이로 변하여 새로운 집단을 꾸리게 되는데, 이것이 바로 **1차 당뇨병**이며 누적되면 **췌장**암이 된다.

앞서 말한 대로 비장(脾臟)은 피를 만드는 씨앗이다. 췌장(膵臟)은 유산균 속의 당분을 조절(Control)해 준다. 간이 원만히 해독을 하기 위해서는 앞서 있는 장기 기능이 원만히 제 기능을 해 줘야 연계되는 기관도 제 기능을 하게 된다.

쓸개의 기능 저하

또 하나, 간의 보호 속에 유지되는 쓸개의 기능을 살펴보자. 외부로부터 소장을 통하여 흡수되는 유산균속의 독(毒)을 간이 해독하여 쓸개주머니(담낭)로 보내면 쓸개는 유입된 액체(독)를 자체 발효시켜 다시 위로 보내는데, 우리는 이를 **소화효소**라 알고 있다. 하여 위로 보내진 소화효소는 위장의 소화기능세포에 분포하여 1차 소화 기능을 도와주고 동시에 소화된(삭힌) 음식물을 2차 발효시켜 소장으로 보내는 기능이 함께 순환적으로 형성되어 있는 것이다(신진대사도 참조). 얼만큼 잘 삭혀서 양질의 발효된 음식물의 액(液)을 소장으로 보내느냐가 소장의 흡입기능을 판가름할 수 있고 따라서 간의 해독기능이나 췌장+비장의 기능성(機能性)이 결정된다(예를 들면 시멘트+모래가 잘 혼합되어 제기능토록 하려면 물도 함께 적당하게 섞여야 됨을 참조). 그러나 쓸개주머니가 고장 나서 쓸개를 제거한 사람은 소화 기능이 원만할 수 없으며 혹시 주위에 쓸개를 제거한 사람을 살펴보면 이해가 될 것이다.

자신 스스로 하루에 몇 가지 음식을 얼마만큼 먹는지 1주일만 기록해 보아라. 입으로 유입시키는 모든 음식물을 그 엄청난 양과 종류를 소화시키고 영양분은 흡수하고 독은 제거하여 다시 소화기능 후 발효시켜 유산균을 만드는 데 보태 쓰는 사람의 신체구조기능은 그 어떤 첨단의 과학 장비가 사람의 신체기능에 비할 수 있을까 싶다.

만약 간 기능이 저하된 원인은 앞에서처럼 장기에 있겠지만 현실적으로 쓸개(담낭)의 기능저하는 간 기능 저하로 인하여 연계되어 발생한다. 유입된 유산균 속의 독(毒)을 간이 완전히 해독·추출하여 쓸개주머니로 보내줘야 하는데, 간 기능이 저하되어 세포의 먹이인 피를 만드는 영양소까지 소량이지만 독 속에 섞어보내어 쓸개로 걸러내도록 하면, 독 자체만 좋아하는 쓸개에 질(質)이 떨어지는 희석된 독성분을 보내니 과연 쓸개주머니속의 세포가 정상 기능이 될까? 예컨대 휘발유 자동차에 경유를 사용하는 격이 아닐까 싶다.

쓸개가 없으면 소화기능이 저하된다. 신진대사도에서 확인할 수 있듯이 간에서 해독한 독은 쓸개주머니에서 발효되어 위장의 음식 소화 기능을 돕는 효소 생산 원료의 중심 역할을 하는데, 쓸개가 없어 이 효소의 원료를 생산하지 못하기 때문이다. 만약 쓸개가 없으면 딱딱하거나 날음식(익히지 않은 식자재)을 피하고 항상 익혀 먹으며, 부드럽고 소화가 잘되는 음식을 골라 먹어야 소화기능에 무리되지 않으며 또한 항상 주의하여 식생활을 하여야 된다.

쓸개 기능이 떨어지면 쓸개즙(일명 담즙)은 질이 낮은 것들로 축적되고, 그 형성된 액체에서 아주 미세한 입자(粒子)들이 모여 굳게 된다. 이것이 담석(膽石)이고 그 증상을 담석증이라 하며 이로 인하여 제기능을 하지 못하면 쓸개마저 떼어내는 것이다.

간암(肝癌)은
왜 생길까?

인간의 기능은 앞서 말한 대로 외부로부터 간으로 유입되는 음식의 액체 속에 있는 독을 해독하는 기능을 하는 기관이다. 앞에서 기능하는 위장(소화)기능을 제대로 하지 않고 보내면 소장의 흡수기능도 저하될 것이고 간의 해독기능도 힘들어 제대로 해독기능치 못할 것이 아니겠는가!

간에서는 암이 발생치 않는다. 왜, 간 스스로 (세포)관리기능 프로그램(Program)이 형성되어 있지 않기 때문이다.

다시 말하면 간에는 신경이란 기능이 없다고들 알고 있을 텐데 그래서 간은 한번 손상된 부분은 재생(再生)+자생(自生)되지 않는다. 다른 장기처럼 배양세포가 분포하지 않기 때문이다. 한 번 더 말하면 일정량의 고정세포가 해독기능을 하는데 자신의 간 기능 상태를 알고 관리만 잘하면 잔여분의 간세포에 의하여 최소한의 기능으로 생명 유지에는 지장이 없다.

그러면 왜 간암이란 진단이 나올까. 간 기능이 떨어져 해독기능을 제대로 못하게 되고 미량(微量)의 독이 피와 함께 섞여서 몸속 다른 장기의 세포먹이로 공급되는데 질이 나쁜 먹이를 공급받아 먹은 세포는 제 기능을 못할 것이고 이런 것이 계속 이어지면 세포의 기능밸런스(Balance)가 흐트러지면서 먼저 잘못된 장기에서 누적되어 암이나 앞서 위장 편에 말한 대로 작은집(유사세포)이 돌연변이로 생기게 된다. 건강검진이나 진찰 시에 검진을 위해 내시경이나 초음파 등을 몸속으로 주입하면 이 암 세포는 자기를 죽이려 하는 줄 알고 혈관을 타고 도망간다. 이때 신장(콩팥)을 통과하여 간으로 가게 된 암이란 세균이 자체 면역기능이 없는 간에 자리를 잡아 암의 군락을 이룬 것이 간암이다. 이것은 긁어서 부스럼을 만든 격이며 수술 후에 간으로 전이(轉移) 되었다고 들어서 알고 있을 것이다.

불규칙한 식생활로 장이 불편하여 검진을 받아볼 때 정상기능세포에는 작은집(유사세포)의 군락지가 평소보다 더 크게 형성되어 있다. 우리가 손목을 많이 쓰면 붓고 통증이 있다가 쉬어주면 가라앉듯이 말이다. 재수 없게 운이 나빠 이때 검사하면 의사는 암인 것 같다는 말을 환자에게 한다.

환자는 암이라는 말에 자신의 정신은 암으로 쏠려 마치 마술처럼 진단 의사의 굴레에서 벗어나지 못한다. 그러나 이것은 절대 암이 아니다. 가만히 두고 며칠 동안 자신의 몸 관리만 잘하면 본래대로 회복되는데 도리어 암이라 하여 더 정확한 조직검사를 하면 문제는 이때다. 지렁이도 밟으면 꿈틀한다는 속담이 있지 않은가. 날카로운 내시경의 집게로 불을 비추어 작은집(유사세포)의 한 부위를 뜯어내게 되면 유사세포는 공격을 받아 도리어 존재의 법칙에서 정상 세포와의 관계를 끊고 독립된 무리로 변위(變位)된 즉 암으로 전환된 것이 또 하나의 세균성인 암이다.

옛날 말에 호랑이에게 물려가도
정신만 차리면 산다고 했다.
혹시 기분 나쁘게 암이란 놈을 만나게 되면
먼저 웃어라.
그리고 자신이 걸어온 지난 1년간만의 생활이라도
냉정히 뒤돌아 보아라.
그러면 답이 있을 것이다.

간경화(肝硬化)는
왜 생길까?

　간에는 동물성+식물성 지방이 같이 공존하여 기능하도록 중성지방이 유지밸런스 해주면서 해독기능을 수행한다. 쉽게 말하면 소주를 먹고 자고 일어나면 제일 먼저 찾는 게 바로 물이다. 누구든 화학성분으로 제조된 술을 먹고 깰 때는 필히 물을 찾게 된다. 이는 간이 필요로 하는 요구에 의해서 생리(生理)적으로 찾게 되는데 그 이유는 간단하다. 술을 성분학적으로 보면 알코올(Alcohol) 성분임을 부인하지 못할 것이다.

　자신이 마신 술의 화학적 알코올 성분은 간을 통과하면서 간 속에 있는 수분으로 희석되는데, 즉 간에 들어온 화학적 알코올을 간은 동물성 지방 속의 수분과 혼합하여 심장으로 배출함으로써 해독을 하였으니 술이 깨면 생리적 갈증(渴症)으로 물을 찾게 되는 것이다. 이것이 계속 누적되면 간에 무리가 가해져 간 기능이 저하되고 동·식물성의 간 지방은 어느 한쪽이든 수분의 밸런스 기능을 지원받지 못해 서서히 굳어가고 일정 시간이 지나면 굳는 속도가 빠르게 진행되어 결국 경화란 진단으로 삶을 애석하게도 마감한다. 그러나 이것과 같이 하루아침에 간이 굳는 것이 아니다. 잘못된 술 문화의 습관이 서서히 자신을 망가뜨리고 고통과 함께 주위의 행복도 자신과 함께 저물게 함이다.

그래서 서유럽인이나 추운 지방의 술은 독주(毒酒)이지만 적은 양의 술에 물을 섞어가며 자주 조금씩 마시는 것을 보았을 것이다. 술을 먹고 갈증이 나지 않으면 그나마 좋은 술이다. 그것은 잘 숙성시킨 막걸리나 곡(穀)으로 빚은 증류주가 아닐까 싶다. 그러나 이런 술도 자신의 처리(해독) 능력을 초과하여 마시면 결국 고통을 시작으로 삶을 마감하는 죽음으로 간다.

앞에서도 말했듯이 시멘트와 모래를 배합하려면 적당한 물을 섞어야 시멘트 배합이 잘 된다. 그렇게 적당히 섞인 시멘트를 필요한 곳에 멋지게 모양을 만들어 두면, 일정 시간이 지나 수분이 증발할수록 만들어진 시멘트 모양은 더욱 단단히 굳게 되는 것이다. 같은 원리로 우리가 24시간 잠을 자도 신체내부의 일정 기관은 제 기능을 하고 있고 혈관의 피는 계속 돌고(순환) 있으므로 수분이 충분히 공급되어 있어야 함을 말한다.

자신의 신체조건에 맞게끔 적당량의 수분을 먹어야 한다. 그렇지 않고 물도 적게 먹는 이가 화학주를 많이 마시면 간경화로 가는 지름길이 될 것이다.[20]

이만하면 간 기능의 중요성과 또한 왜 탈이 생겼는지

이해가 되었을까 궁금하다.

원인 없는 결과는 없다고 하지만 아무리 좋은 제품도

사용자의 관리와 사용을 잘못하면 그 기능을

제대로 활용 못하지 않을까?

그래도 모자라면 후일 인연(因緣)따라

저자가 직접 강의할 기회가 주어지면 시원하게 답해드리겠다.

---

20) 술과 담배는 적절하게 잘 사용하면 맺힌 고리를 푸는 열쇠와 같으나 과하게 잘못하면 자신과 자신 주위의 행복도 망가뜨리는 상대성의 장·단점이 있음을 명심해라.

16

심장(心臟)에는
왜 암이 없을까?

심장 기능은 아주 단순하게 이루어진 것 같지만 약 3분만 호흡을 못하면 위험에 처하게 된다. 심장기능은 의외로 초정밀적 구조로 형성되어 그 어떤 첨단의 과학보다 정밀하게 기능한다.

간에서 보내는 피는 폐에서 내려오는 산소와 함께 심장이란 심방(心房)에서 만나는데 이 때 몸속 혈관 속에 통하는 핏속의 질소가 산소(공기)와 만나면서 온도를 발생하게 되어 심장을 데우면서 심장은 뛰게 되고 펌프질을 한다. 그럼 몸속의 질소는 어떻게 생길까?

우선 심장 편에서 이해가 되도록 설명하겠지만 뒤로 갈수록 쉽게 이해토록 할 것이다. 우리가 먹고 제대로 배설해야 하는 순환이 정상가동 되지 않으면 장속(뱃속)에 가스가 찼다고 한다. 이것을 방귀라고 표현하지만 의학적 용어로는 메탄가스(Marsh Gas)라 하는데, 촛불에 대고 방귀를 뀌면 불이 잠깐 붙는 것을 알고 있는 독자가 있을 것이다. 메탄가스는 불이 붙는다는 것이다.

그럼 피와 공기를 먹고 사는 몸속의 기능세포도 우리 사람의 대변, 소변, 방귀처럼 요산, 요소를 발생(배설)케 되는데, 이때 사람의 방귀와 같은 세포 가스는 빛이 없는 생활에서 생산, 배출하는 것으로 질소성이라 했다. 이렇게 만들어져 정맥류를 타고 간을 지나 심장에 도달하면 폐에서 유입되는 맑은 산소에 의하여 세포의 배설가스가 폭발하여 산화(酸化)되면서 심장을 움직이게 하는 에너지로 변한다.

이러한 기능을 우리는 상식선에서 질소와 공기가 부딪히면 폭발한다는 것으로 알고 있을 것이다.

그러나 신체의 모든 세포가 얼마나 맑고 질 좋은 혈액이 세포의 먹이가 되느냐에 따라서 세포의 배설물이 결정될 것이고 만약 외부로부터 먹는 음식이나 생활습관이 잘못되어 비정상의 저질 혈액을 세포가 먹으면 기능도 떨어질 것이고 연계하여 나 자신의 컨디션도 떨어지게 된다. 질이 낮은 피를 먹은 세포의 배설물은 즉, 소화불량으로 배출하는 변(便)과 같다.

혈액순환이 느리면 신체기능이 떨어질 것이고 따라서 체온이 떨어지면 심장 박동 수도 느리게 되고 심장 주위의 아주 가는 혈관에 공급되는 주 심장관인 흡입관이 정상기능을 못하여 협심증이나 심장마비, 호흡곤란 등의 증세들이 발생한다.

또한 유속(순환속도가)이 느린 곳에는 물이든 혈관속의 혈액이든 액체속의 찌꺼기가 가라앉게 되어 있다. 물속에도 물의 때가 있다는 걸 알 것이다. 하물며 피와 물이 섞여 혼합하여 순환하는데 찌꺼기가 왜 없을까요. 이것이 점점 쌓이면 퇴적물이 되고 한계에 다다르면 심장마비다.

자동차의 과속은 엔진의 출력(RPM)이 상승해야 과속할 수 있듯이 심장도 불같이 뛰어야 된다는 말이 있다.

심장에 암이 발생하지 않는 것은 암이란 놈이 따뜻할수록 못살고 반대로 찬 것을 좋아하기 때문이다. 암이란 놈은 찬 곳에서는 활발한 활동을 하여 고통과 함께 결국 나를 죽인다.

암환자나 중증 질환자는 더위를 많이 느낀다. 왜, 자신의 몸이 차갑기 때문에 외부 온도와 차이가 많이 날수록 더위를 더욱 더 느낄 것이다. 그러나 생리적으로는 암이란 세균 놈이 찬 것을 요구하므로 이에 꼬이지 말고 따뜻하게 해 주어라. 특히 암 환자는……

17

폐암은 왜 발생하는가?

폐는 코나 입으로부터 흡입하는 산소(공기) 속의 불순물을 걸러주고 깨끗하고 맑은 공기를 심장으로 보내는 기능을 한다. 즉 자동차의 에어클리너(Air Cleaner)나 가정집의 공기정화조 같은 기능을 하는데 공기정화조나 에어클리너는 주기적으로 필터(Filter)를 청소하거나 교체만 적정하게 해주면 제 기능을 하는데 생명체의 폐 기능은 24시간 잠시라도 쉬지 않고 펌프질하고 있지 않은가.

폐의 폐막에 도달한 외부의 먼지나 기타 불순물이 피에서 생산되는 호르몬(Hormone)성의 필터(Filter)같은 것에 여과되는데 만약 혈액의 질이 떨어진 상태에서 생산된 호르몬 역시 폐막에서 걸러주는 제 기능을 제대로 하지 못할 것이고 이로 인한 결과는 가래로 변하여 밖으로 뱉게 된다. 또한 공기가 나쁜 곳에서 오랫동안 생활한다면 폐 기능은 점점 기능이 저하되고 이로 인한 심장기능도 제대로 작동하지 못할 것이며 폐와 심장은 절대적 상생(相生)의 관계이기에 이를 심폐(心肺)라 부른다. 양질(良質)의 피가 아닌 저질(低質)의 피에서 생산된 호르몬은 폐막에서 제 기능을 할 수 없고 유입되는 공기까지 혼탁한 것을 흡입하게 된다면 결과는 뻔한 것이 아닐까.

이러한 것이 계속해서 반복되면 폐막의 호르몬은 불순물과 함께 폐막에서 떨어져 진한 가래로 변질되어 몸 밖으로 떨어져 나가는데 이를 방치하면 비정상적 세포가 정상세포와 분리되면서 폐에 구멍이 생기든지 아니면 폐암의 원인이 되기도 한다.

심장을 통과한 피가 원만히 순환하려면 공기도 적당히 혼합하여 함께 통해야 혈액순환이 잘 된다는 것은 부인하지 못할 것이다. 누렇고 진한 가래가 자주 나오면 기관지나 폐의 기능을 한번 의심해 봐야 할 것이다. 기관지란 폐로 통하는 관을 기관지라 하고 또한 폐를 다스리면 쉽게 제 기능 하는 것이 기관지다.

신진대사도
(피의 흐름도)

간에서 유입되는 양질(良質)의 피와(수분포함) 폐에서 유입되는 맑은 산소(공기)는 심장의 심방에서 만나 좌심, 우심이 펌프(박동)질 하여 등뼈의 보호 속에 신체의 상, 하로 통하는 동맥관으로 보내진다. 심장에서 출력하는 동맥관은 등뼈 2~3번 사이에서 위로는 머리로 아래로는 허리로 갈라지며, 아래로는 꼬리뼈를 지나 발끝까지 통한다. 이 동맥이란 플러스 관을 통하여 신체의 상·하로 분배 공급되는 피의 성분은 세포의 종합영양먹이 즉 헤모글로빈(Hemoglobin)이라 한다.

여자는 남자와 다른 또 하나의 기관인 자궁(子宮)이란 것을 하나 더 보유하고 있는데, 등뼈의 보호 속에 신체 아래로 순환되는 동맥관에서 자궁(子宮)으로 가는 소동맥관이 남자보다 하나 더 있다는 것이 다르다. 그래야 태아의 영양공급을 할 수 있지 않을까(「신진대사도」 참조).

뇌출혈

과거 시골의 재래식 화장실에서 쪼그려 앉아서 대변을 볼 때 변비성의 남자가 힘을 쓰다가 간혹 뇌(머리)가 압박되어 쓰러졌다는 소리를 들었을 것이다(뇌경색). 이때 항문에 힘이 가해지려면 피의 흐름과 혈액량이 평소보다 더 심장에서 등뼈 쪽으로 유입되어야 한다. 그런데 그 쪼그려 앉은 자세가 무릎과 발목부분이 접혀져 있어 병목현상이 생기므로 신체의 하체 쪽으로는 적은 량의 피가 흐르고 반대로 상체는 평소 정상 보다 많은 피가 유입되어 뇌를 압박한 것이다. 그러나 여자는 앞서 말한 대로 등뼈에서 자궁(子宮)으로 가는 소동맥관이 하나 더 있으므로 피의 압박을 덜 받기 때문에 남자처럼 쓰러지는 현상이 거의 없다.

이 때 피가 혼탁한 나쁜 피라면 압박의 강도는 정상 피보다 더 강할 것이다. 힘을 주어 변을 나오게 하는 순간에 혈압(血壓)이 상승하게 되고 뇌(머리)에는 정상인의 신체 혈관 중 70%가 머리에 있으므로 뇌혈관 중 가장 약한 혈관이 압박으로 막히면 뇌경색, 혈관이 파열되면 뇌출혈이 된다.

신진대사도를 한 번 더 하는 마음으로 살펴보시면 병을 고치는 데 더더욱 도움이 될 것이다.

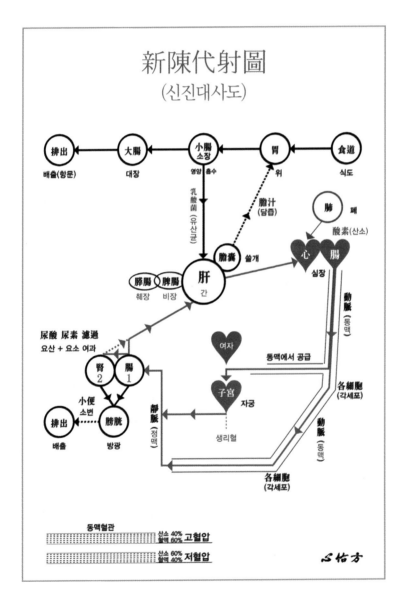

혈액 암과
뇌종양 발병원인

표현의 당사자에게는 대단히 미안한 일이지만 독자들의 편에서
부득이 표현함을 이해 바란다.

미숙아로(조산) 태어난 남녀 아기가 개선(改善)이란 변화 없이 정
상으로 성장할 수 있을까? 또한 비정상으로 성장한 아기가 자라서
후세를 낳는다면 이 선천적 결함이 후천적으로 어떤 결과를 초래할
수 있을까? 이런 과정의 섭리(攝理)를 유전적이라고 과학에서는 말
한다. 개선치 않고 계속 반복된다면 어찌 될까?

남자의 정자와 여자의 난자가 합쳐서 잉태(孕胎)함으로 한 생명
(生命)이 시작되는데 정자와 난자는 혈액(피)에서 추출되어 만들어

지는 것은 이제 누구도 부인치 않는다. 시각으로 보는 환경, 청각으로 듣는 환경, 피부로 느끼는 촉각의 환경 등은 생활적 주위의 간접 영향 환경 요소이나, 입(미각)으로 주입되는 음식물은 혈액(피) 생산의 원료가 되며 이와 상대적인 후각으로 흡입되는 산소 역시 피와 함께 몸속의 기능세포의 먹이가 된다.

맑고 깨끗한 피를 유지하려면 저자의 의서 심우방을 몇 번만 재독(再讀)케 되면 쉽게 답을 얻을 수 있다.

혈액 암은 이렇게 발병한다.

영양을 공급하는 동맥관이나 세포의 배설물을 거두어 신장(콩팥)으로 보내는 정맥관의 피 흐름(순환)을 보자. 동맥은 심장의 펌프(박동)에 의해 몸속 내부에 영양을 공급하는데 대동맥에서 부동맥관을 통해 각 기능세포로 보내진다.

이때 대동맥과 부동맥을 연결 기능하는 조혈(造血)세포는 이 영양성분(피)을 분류하고 조절하며, 이렇게 해서 대동맥의 시작에서부터 신체 상하 끝까지 각 기능 부위의 세포에게 피란 먹이가 공급된다. 이와 반대로 정맥관 역시 소정맥에서 대정맥으로 기능세포의 배설물을 보내는 또 다른 세포가 있다.

동·정맥 혈관의 연결기능 세포에게 만약 질이 떨어진 피(먹이)가

공급되면 세포의 특성상 분열할 수밖에 없고 정상세포가 비정상 배양을 하게 되고 또 하나의 세포란 생명체가 먹이를 차지하려고 싸우게 될 것이고 누적되면 결국 본래의 혈액 세포에서 떨어져 나온 세포가 세균으로 진화하는데 이것이 **혈액암** 또는 앞서 말 한대로 **작은 집(유사세포)**이다. 그런데 과연 과학에서 진짜 암과 이 유사세포를 구분할 수 있을지 의문스럽고 이 또한 자칫 긁어 부스럼 만들지는 않을까 싶다. 뇌의 부분은 생명을 다루는 양, 한의가 꼭 이 부분만이라도 깊이 생각해 주었으면 한다.

뇌종양은 왜 생길까

유동체(流動體)인 사람의 생명 유지는 지혜와 유동(流動)으로 삶을 영위(營位)하는데 사람의 신체에 분포되어 있는 혈관(핏줄)의 70%이상이 뇌(머리)에 분포되어 있다. 적게는 시각으로 보기 힘든 것에서부터 눈에 보이는 것까지 혈액덩어리처럼 엉키어 있지만 제각기의 기능을 하고 있다.

몸속 장기의 전체 기능 저하로 인하여 생산되는 질이 낮은 피를 크게 나누어 피와 수분으로 분류하여 마지막으로 여과(濾過)기능을 하는 신장(콩팥)이 정상 기능치 못하면, 수분을 필요 이상으로 포함한 피가 간으로 보내지게 된다. 이로 말이암아 간의 기능도 연계적으로 고장 날 수 있으며, 이 과다 수분을 포함한 피가 간을 경유하여 심장으로 가게 된다. 심장이 불같이 뛰어 펌프질해 주어야 혈액 공급이 원만하게 신체내부로 순환케 되는데 만약 수분이 적당량 이상으로 함유된 혈액이 심장을 통과하면 심장이 식어버리고 심장의 박동(搏動) 기능도 저하될 것 아닌가. 이 원리는 자동차의 과열된 엔진을 냉각수가 식혀 주는 격으로 비교하면 이해될 것이다.

심장을 느리게 통과한 수분이 많은 혈액은 몸 전체 혈관 중 70%(과학의학에서) 이상이 분포되어 있는 뇌(머리)로 유입되어 기능세포의 먹이로 공급된다. 수분이 적당량보다 많이 공급되는 과정이 자주 반복될수록 뇌 속의 혈관 중 가장 약하고 가는 혈관에 피보다 무거운 수분(물)과 지방이 침체된다. 그 양이 조금씩 모이게 되면 약한 혈관은 직선으로 된 고무풍선처럼 그 질에 따라 약간 다르게 불룩 튀어나와 주위의 신경 기능 혈관을 압박하게 되고, 이것이 누적되어 부패(腐敗)하면 이 부패한 먹이를 먹고 존재하는 유사세포가 생겨나 "뇌암"이 된다. 혈관에 고인 물주머니를 뇌종양이라 하는데 그 크기에 따라 혈관주위의 기능 신경선을 압박하면 **어지럼증, 빈혈, 두통, 편두통** 등이 발생하고, 이런 현상을 과학에서 영상촬영하면 발견할 수 있다.

제거수술을 하면 순간은 괜찮겠지만 원인은 그냥 두고 결과만 조치하였으므로 제거된 혈관만큼 본래의 혈관이 제기능의 과중한 압박을 받아 또 다른 질환인 암을 유발시킬 수 있고 총체적 원인이 (불씨) 남아 앉어 또 다른 질환이나 질병을 일으킬 수 있다. (결국 수분이 고여 변질되어 형성된 세균성 군사체가 암이다.)

치료는!

우선 사혈요법으로 더 진행치 못하게 처치를 하고 식이요법(23장 식이요법 참조)과 신체골격을 바르게 하면 시간이 걸리지만 본래의 기능을 회복한다.

"단", 뇌암이란 놈은 만약 수술이나 기타 방사선 또는 항암 같은 것으로 치료란 명목 아래 공격케 되면 되려 뇌기능 세포가 비중에 따라 많은 수가 죽게 되어 결국 그 당사자도 고통 속에서 삶을 마감하게 된다. 여기서 비중이란 암세포 치료 비율이 정상세포에도 똑같이 적용된다는 것을 말한다.

뇌암 수술을 위해 마취하여 개복한 시점에서는 똑똑한 암이든 유사세포든 거의 도망을 가거니와, 항암이나 방사선으로 투시 공격하여 1회로 세균이 10% 죽게 되면 정상 세포도 10%가 죽게 된다. 만약 세균 10 마리와 세포 100 마리가 함께 항암이나 방사선 투시를 받아 90% 세균을 처리하면 세균은 1 마리가 남게 되고 정상세포는 10 마리가 남게 된다. 100 마리의 세포가 기능을 해야 정상 활동을 할 수 있는데 정상세포 90 마리가 9 마리의 세균과 함께 죽게 되면 잔여 10 마리가 제 기능을 할 수 있을까요. 1 마리 남은 세균은 암 세균이고 이것이 더 강한 세균으로 분포하여 다시 나를 죽이지 않을까.

어떤 이유에서든지 음식을 잘 선별하여 먹고 신체 골격이 바르고 생활습관을 올바르게 한다면 맑은 피가 생산될 것이고, 밥 잘 먹고 잠 잘 자고 배설 잘하고 피가 잘 통하면 생명유지에 절대적인 정상적인 체온유지가 이루어질 것이다.

이러한 따뜻한 몸의 컨디션(Condition)은 어떨까. 여기에 하나 더 육체(肉體)를 운전하는 마음을 아름답게 가진다면 그 마음 또한 맑은 피 생산의 길잡이가 될 것이고 이 맑은 피란 먹이를 에너지로 먹고 활동하는 신체 내부의 기능 세포는 말할 것도 없이 제 기능을 원만히 수행하지 않겠는가. 이것이 행복하고 건강한 삶이 아닐까 싶다.

사혈처치법 : 사혈도 참조

사혈점 1번과 2번을 사혈(시술)

주의 : 사혈 하루 전에 술과 비타민제나 항생제는 복용하지말 것.

부황(사혈) 요법 설명서

부황요법 시술시 체력저하 방지를 위하여 11, 12번 위, 장에 기본 사혈 요망

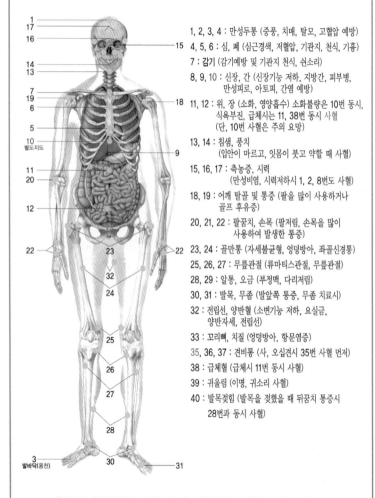

1, 2, 3, 4 : 만성두통 (중풍, 치매, 탈모, 고혈압 예방)

4, 5, 6 : 심, 폐 (심근경색, 저혈압, 기관지, 천식, 기흉)

7 : 감기 (감기예방 및 기관지 천식, 쉰소리)

8, 9, 10 : 신장, 간 (신장기능 저하, 지방간, 피부병,
만성피로, 아토피, 간염 예방)

11, 12 : 위, 장 (소화, 영양흡수) 소화불량은 10번 동시,
식욕부진, 급체시는 11, 38번 동시 사혈
(단, 10번 사혈은 주의 요망)

13, 14 : 침샘, 풍치
(입안이 마르고, 잇몸이 붓고 약할 때 사혈)

15, 16, 17 : 축농증, 시력
(만성비염, 시력저하시 1, 2, 8번도 사혈)

18, 19 : 어깨 탈골 및 통증 (팔을 많이 사용하거나
골프 후유증)

20, 21, 22 : 팔꿈치, 손목 (팔저림, 손목을 많이
사용하여 발생한 통증)

23, 24 : 골반통 (자세불균형, 엉덩방아, 좌골신경통)

25, 26, 27 : 무릎관절 (류마티스관절, 무릎관절)

28, 29 : 알통, 오금 (부정맥, 다리저림)

30, 31 : 발목, 무좀 (발앞쪽 통증, 무좀 치료시)

32 : 전립선, 양반혈 (소변기능 저하, 요실금,
양반자세, 전립선)

33 : 꼬리뼈, 치질 (엉덩방아, 항문염증)

35, 36, 37 : 견비통 (사, 오십견시 35번 사혈 먼저)

38 : 급체혈 (급체시 11번 동시 사혈)

39 : 귀울림 (이명, 귀소리 사혈)

40 : 발목젖힘 (발목을 젖혔을 때 뒤꿈치 통증시
28번과 동시 사혈)

욕심으로 한번에 많은 양을 빼고나면 회복시에 상당한 어려움이 따른다.

부황(사혈) 요법 설명서

부황요법 시술시 체력저하 방지를 위하여 11, 12번 위, 장에 기본 사혈 요망

1, 2, 3, 4 : 만성두통 (중풍, 치매, 탈모, 고혈압 예방)

4, 5, 6 : 심, 폐 (심근경색, 저혈압, 기관지, 천식, 기흉)

7 : 감기 (감기예방 및 기관지 천식, 쉰소리)

8, 9, 10 : 신장, 간 (신장기능 저하, 지방간, 피부병,
    만성피로, 아토피, 간염 예방)

11, 12 : 위, 장 (소화, 영양흡수) 소화불량은 10번 동시,
    식욕부진, 급체시는 11, 38번 동시 사혈
    (단, 10번 사혈은 주의 요망)

13, 14 : 침샘, 풍치
    (입안이 마르고, 잇몸이 붓고 약할 때 사혈)

15, 16, 17 : 축농증, 시력
    (만성비염, 시력저하시 1, 2, 8번도 사혈)

18, 19 : 어깨 탈골 및 통증 (팔을 많이 사용하거나
    골프 후유증)

20, 21, 22 : 팔꿈치, 손목 (팔저림, 손목을 많이
    사용하여 발생한 통증)

23, 24 : 골만통 (자세불균형, 엉덩방아, 좌골신경통)

25, 26, 27 : 무릎관절 (류마티스관절, 무릎관절)

28, 29 : 알통, 오금 (부정맥, 다리저림)

30, 31 : 발목, 무좀 (발앞쪽 통증, 무좀 치료시)

32 : 전립선, 양반혈 (소변기능 저하, 요실금,
    양반자세, 전립선)

33 : 꼬리뼈, 치질 (엉덩방아, 항문염증)

35, 36, 37 : 견비통 (사, 오십견시 35번 사혈 먼저)

38 : 급체혈 (급체시 11번 동시 사혈)

39 : 귀울림 (이명, 귀소리 사혈)

40 : 발목젖힘 (발목을 젖혔을 때 뒤꿈치 통증시
    28번과 동시 사혈)

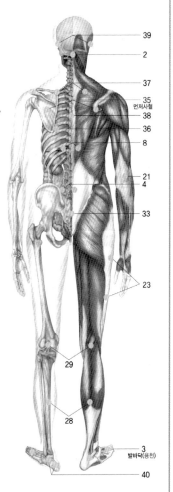

욕심으로 한번에 많은 양을 빼고나면 회복시에 상당한 어려움이 따른다.

'암'
알고 대처하면 이길 수 있다

암이란 공포!

암이 사람의 생명을 죽이는 것이 아니라 과학논리에 사로잡혀 암이란 공포에 의해 자신의 중심(中心)을 잃게 되면 과학의학의 노예가 되어 고통이란 긴 통로에서 결국 죽음으로 간다.

이때 많은 재산도 탕진하고 함께한 가족의 행복도 파괴시키는 것이 암이란 공포를 갖게 하는 과학논리이다.

다시 한 번 암에 대하여 정리해 주겠다.

암과 싸우지 말라

먼저 암이라 생각되면 싸우려고 하지마라. 독안에 든 쥐나 마찬가지인데 몸속의 암은 외부로부터 전염(유입)된 것이 아니라 자신 스스로 잘못된 생활습관과 자신을 무시하고 관리를 못하여 발생한 것을 누가 어떻게 처치해 줄 것인가. 어디서 무엇이 어떻게 잘못되었는지를 역추적(逆追跡)하여 보면 답은 바로 나올 것이다.

그 어떤 신체 내부의 세포도 혈관을 통하여 공급(배급)되는 세포 먹이인 피와 공기(산소)를 먹고 세포 각기의 기능을 하면 포괄적 결과에 의하여 사람의 생명(生命)이 유지되고 삶을 영위(營爲)한다.

크게 나누어 피와 공기를 먹고 존재하는 세포의 먹이가 질이 떨어질수록 신체 내부 전체의 장기세포 배양 시스템은 비정상 가동될 것이며 반복되는 나쁜 피 먹이공급이 결국 정상세포의 기능유지 밸런스를 파괴시켜 또 다른 군사체라는 생명을 분리 탄생시키는 것이 세균성과 같은 "암"이다.

앞서 말한바와 같이 뇌의 암이나 뇌종양, 간경화나 간암 등 모든 "암"은 결국 혈관을 통하여 공급되는 세포의 먹이가 잘못되어 본래의 기능이 상실되면서 염증성 질환이나 암으로 발생하게 되는 것이니, 천금(千金)같은 자신의 몸을 자신 스스로 잘못 관리한 것을 탓하고 역추적(逆追跡)해 보고 잘잘못을 알고 바르게 생활한다면 스

스로 지키고 고쳐주는 자생(自生)치유법이 작동한다. 이것이야말로
아무런 고통과 부작용 없는 본래의 치유법이 아닐까.

그 어떤 생명체도 자신을 지키고 치유하는 기능은
상대성의 논리에 의해 동반하여 탄생한다.
한 곳에서 생을 마감하는 소나무도 상처를 입으면
바로 송진이란 독이 상처를 치료하고 균(菌)이 침투치 못하게
상처를 감싸는 것을 보지 않았는가.
아직까지 사람의 면역을 이길 수 있는 세균은 없다.
만약 있다면 우리 인간은 아마 지금쯤 멸종으로 가는
대혼란의 세상에 접어들고 있지 않을까.
(체온이 따뜻할수록 세균의 활동은 둔화된다.)

생명체 중 무리(集團)를 이루어 질서(秩序)란 계율체계를 근본으
로 삼고 살아가는 우리 인간에게 조물주(造物主)는 지혜(智慧)라는
가장 슬기로운 무기를 주면서 반대로 지혜롭지 못할 때는 고통을 통
해 후회(後悔)란 열매까지 깨우치게 하여 삶을 마감케 하였다. 그러
므로 교육(가르침)이란 이러한 자연의 이치에 순응하여 무리(集團)
와 자신에 대한 가치관을 창작(創作)토록 하고 자신의 삶에 대한

행·불을 느끼도록 하는게 아닐까. 이는 만물의 영장인 우리 사람에게 주어진 몫이 아닐까 싶다. 그러니까 암이란 자신의 내부로부터 비롯된다는 것을 지혜롭게 알아야 한다는 뜻이다. 자신 스스로 잘못된 생활습관과 자신을 무시하고 관리를 못하여 발생한 것을 누가 어떻게 처치해 줄 것인가.

암은 따뜻하면 힘을 쓰지 못한다

"암"은 따뜻하면 힘을 못 쓰고 차게 하면 할수록 자신만 죽음으로 간다. 만약 신체온도를 43도 이상으로 올릴 수 있다면 암 자체는 생존치 못한다.

과학의학은 이제 한계에 왔다. 양의학 암진단 중 약 80%이상은 오진이다(암이 아님). 수치계산으로 진단하는 과학의학은 암이라는 종양이 3~4기 이상 되어야 겨우 알 수가 있는 것이다. 초기에는 앞에서 말한 유사세포를 암으로 오진(誤診)하여 절개한다. 함부로 칼(무기)을 몸에 대지마라. 수술은 고통으로 이어지는 관문(關門)이다.(악은 악으로 이어지고 선은 즐거움이란 락(樂)을 남기는 법)

암보다 무서운 것은 잘못된 생활습관과 고정관념이다.

암보다 무서운 것은 잘못된 생활습관과 고정관념이다. 쥐도 마지막엔 고양이에게 달려든다고 하지 않는가, 암은 공격하면 할수록 더 많은 세균을 분포하여 다시 공격한다. 자신의 몸속에 있는 암은 독안에 든 쥐다. 우선 누구로부터 암이라고 들으면 두려워 하지 마라.

암, 이 놈이 좋아하는 것이 성냄이고, 싫어하는 것은 많이 웃고 즐겁게 생활하는 것이니 "즉" 자신보다 어려운 사람을 찾아 도와 주어라. 그러면 선기(善氣)가 자생하여 나를 즐겁게 할 것이다.

그리고 언제나 몸이 따뜻해야 한다. 암은 신체 온도가 42도만 되어도 활동을 중단한다. 그래서 따뜻한 심장(心臟)은 암이란 놈이 발생치 않는다. 삶의 가장 기본인 식사법을 철저하게 지켜 암이란 놈의 먹이를 서서히 줄여야 자신이 승리한다.

끝으로 마음(心)의 노예는 육체다. 어쩌다 힘든 일이 닥치면 마음을 "잘" 먹으라고 하는 말을 듣지 않는가! 이제 자신이 실행(實行)해 보아야 할 때가 된 것이다. 지난 날의 생활습관을 되돌아 보라. "암"보다 무서운 것은 잘못된 습관이다.

음식을 가려서 잘 먹고 쑥뜸으로 몸을 따뜻하게 하여 주고, 주위의 가족이나 벗에게 아름다운 환경(環境)을 조성해 준다면 그 무엇이 두려우랴……

제 4 편

여성의 신진대사와 질환

21

여성의 질환과 질병

여성의 건강에 가장 중요한 신장(콩팥)과 신진대사도

아무리 많이 표현하여도 또 표해야함이 존재의 법칙에는 상대성
이란 자연의 법칙이 철학으로 존재한다.

먼저 신장(콩팥)부터 알아야 이해가 쉽다. 신진대사도처럼 입으
로 먹은 음식물을 원료로 하여 간에서 생산되는 피는 항시 그 적당
량이 적절한 성분을 포함하여 세포의 먹이로 순환(循環)한다. 신체
내부 몸속에 돌고 있는 양질의 피를 세포가 먹고 난 뒤 배설한 배설
물을 수거하여 정맥이 신장(콩팥)으로 보내면 여과기능을 하는 신장
은 자체의 분류 기능에 의하여 불순물은 방광으로 보내어 소변으로

배출시키고 여과된 피는 다시 간으로 보낸다. 이 피의 성분을 분석하여 간, 췌장, 비장은 부족한 영양성분을 보충 생산하여 다시 심장으로 보내고 심장은 폐에서 유입되는 산소와 함께 심장의 기능 상태에 따라 몸속의 세포 먹이로 이 피를 공급하는 것을 **순환기**라 한다.

외적으로 잘못된 생활습관과 식생활 습관으로 인해 생산되는 저질의 피는, 즉 옥탄가(Octane Number)가 낮은 기름은 폭발력이 떨어지듯이, 질이 낮은 피 역시 몸속 세포의 대사(代謝) 활동에 지장을 주게 되며, 그 영향으로 여성은 제일 먼저 신장기능이 저하된다.

피가 잘 돌지(순환) 않으면 체온도 정상체온에서 떨어지게 되는데 특히 여성은 상대성이란 자연계의 원칙에서 음과 양으로 구분해 보면 음이다. 음은 온도로 해부하면 차가운 성질이다. 더욱이 **여자**는 찬 성질인 음적인데 몸속의 피까지 제대로 순환치 못하면 **생명**(生命) 유지에 절대적인 정상체온 유지가 어려울 것이며 이로 인하여 세포의 기능 활동도 떨어짐은 말할 것도 없다.(추운 겨울에 우리는 잘 다치고 활동력도 더딘 것을 좋은 예로 들 수 있다.)

심장에서 신체로 공급되는 동맥관이 남성은 신체의 상, 하로 2분배 되어 있지만, 여성은 남성과 달리 또 하나의 생명체를 탄생시키는 자궁(子宮)이란 기관이 있다. 이 자궁으로 통하는 또 다른 혈관이 있는데 그래서 남성은 2분배 여성은 3분배라 하겠다.

여성의 자궁은 신체 골격중의 양쪽골반(엉덩이뼈)의 보호 속에 안착해 있으며 만약 부부관계로 아기를 이곳 자궁에 가지게 되면 또 다른 하나의 생명이 자궁 속에서 최첨단의 자연기능을 시작할 것이 고 이 또한 제기능의 근본은 정상체온 유지이다. 그러므로 자궁속의 태아가 성장하면 산모의 체온도 정상에서 조금씩 상승해 주어야 태 아의 온도까지 유지시켜 줄 것이며 만약 그러하지 못하면 자칫 유산 (流産)될 수 있다.

이제 포괄적으로 적는다. 나쁜 피가 만들어지고 이로 인하여 세 포의 기능이 떨어지면 여성은 제일 먼저 신장(콩팥) 기능이 떨어지 게 된다.

예: 모든 생명체의 근본은, 삶이란 존재의 법칙에서 먹이사슬 연 결고리가 절대적으로 유지되어야 각자 그 삶을 유지한다. 다시 말하 면 사람이나 동물이 먹고 배설하면 그 배설물을 미생물이 먹고 자 라고, 미생물은 토질을 개선하며 개선된 토질의 미생물을 식물이 먹 고 자란다. 식물의 뿌리는 영양을 빨아먹고 잎은 공기를 정화하여 다시 우리 유동체 생명의 사람이나 동물에게 산소와 영양을 공급해 주지 않는가. 그러므로 어느 하나의 먹이 사슬 연결고리가 잘못 된 다면 당연히 연계하여 고장날 수밖에 없다.

사람의 신체 장기 기능도 어느 한 군데가 잘못 되면 연계적으로 고장날 수밖에 없으며 이를 순환기 장애에 의한 발병이라고 한다.

신체의 정상체온을 유지시키지 못하면 심장 박동 수나 신장(콩팥) 여과 기능이 떨어져 유속이 느린 물이 혼탁하듯이 피의 질이 혼탁해지고, 연이어 신장의 여과 기능 저하를 더욱 촉진하는 현상이 동반된다. 찬 성질의 냉적인 여자는 항상 체온유지가 건강유지의 핵심이며, 그래야 생리(生理)적 기능도 제 기능을 하게 된다.

정상인의 신체는 과학의 연구에 따르면 약 70% 이상 수분(물)으로 형성되어 있고, 특히 혈액 성분은 약 83%가 물이라 한다. 독자들 중에서도 건강이나 의술에 관심 있는 독자는 이 정도는 상식이다.

신장의 기능

「뒷면의 신진대사도를 한 번 더 보자」

몸속을 계속 순환하는 피를 먹고 제 기능을 하는 세포나 세균의 배설물은 정맥 관을 통하여(가정집의 세수, 주방, 화장실 등의 오물처럼) 마지막 여과 기능 기관인 신장(콩팥)으로 주입케 되는데 이때 좌, 우의 신장이 각각 1개씩 2개의 신장이 있으나 신장으로 주입되는 배설피를 5:5로 나누어 신장 2개가 여과기능을 똑같이 하는 것이 아니라 먼저 주입되는 ①신장에서 여과처리하고 만약 ①신장의 기능이 저하되었거나 처리 용량이 많으면 자동으로 ②신장으로 전

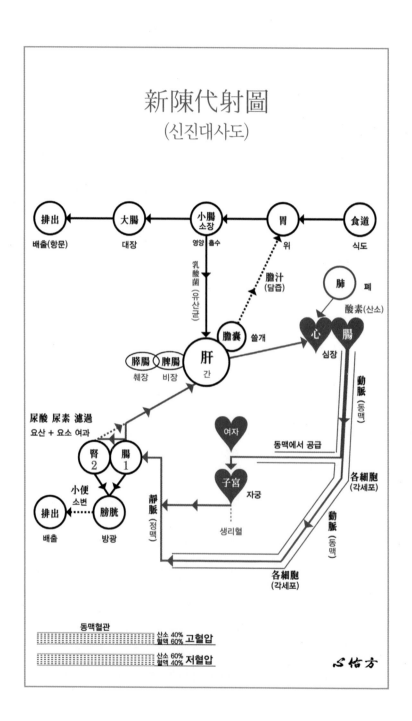

新陳代射圖

(신진대사도)

환 유입되어 ①+② 신장이 여과기능을 한다.

저자는 신체 장기 중 여자의 신장기능이 얼마큼 중요한 것인지 지금부터 해부한다. 크게 나누어 ①피 ②수분+산소로 이해하여 쉽게 해부해 보자.

신장은 다른 장기의 세포 배설물인 정맥류를 신장이 여과할 때 만약 ①피 50 ②수분 50의 비율로 여과하여 간으로 보내야 되는데, 신장 기능 고장으로 ①피 40 ②수분 60으로 여과하여 간으로 보내면, 간에서는 췌장+비장이 간과 함께 신장에서 여과 후 간으로 보내온 피의 성분에 따라 수분이 많으면 적정한 성분의 정상피를 생산키 위하여 간, 췌장, 비장이 지니고 있는 기본적 에너지를 보충하여 정상 피 생산에 힘쓰게 된다. 신장 기능 저하로 인하여 질이 떨어진 피를 신장이 간으로 계속 반복하여 보내면 간 기능도 저하될 수밖에 없고 수분이 피보다 많은 혈액이 간을 통과하여 심장에 유입된다. 그러면 심장 박동 수도 떨어지게 되고 심장을 지난 세포의 먹이인 피 속에 적당량의 피와 물이 공급되지 않고 비정상 40:60으로 공급된다.

그 결과 어찌 될까?(예를 들어, 밥이나 국물이 비정상적으로 배합된 국밥 즉 국물이 많은 국밥을 먹게 되면 배고픔의 허기(虛飢)는 정상보다 빨리 느낄 것이다.) 세포도 허기가 지면 기능이 떨어지기 마련이다. 병

리학(病理學)적으로 이런 비정상 기능에 의한 혈액 비율이 피가 물보다 적으면 저혈압(低血壓)이고 반대일 때는 고혈압(高血壓)이다. 그래서 저혈압 환자는 피가 모자란다고 하지 않던가. 특히, 여자는 몸이 찬 냉적인 기능체인데 혈압까지 비정상 순환된다면 빈혈(貧血)이나 기타 여러 병을 유발시킬 수 있다.

자궁의 역할

자궁(子宮) 또한 심장에서 신체내부의 기능세포 먹이로 전달될 때 남자는 2분배(신체 상, 하)로 공급되어 순환하지만 여자는 3분배 기능으로 순환되는데, 그 한 곳 더 분배되는 곳이 바로 자궁(子宮)이란 생식기(生殖器)이다. 자궁 속에는 항시 일정량의 피를 동맥으로부터 공급받아 자궁 내에 세포의 먹이로 공급하고 자궁세포의 기능 후 배설물은 정맥관을 통하여 신장으로 보낸다. 그러나 자궁에는 또 하나의 생명 탄생 기능이 있는데, 즉 난자란 배란세포의 먹이를 일정량 배란 주머니 속에 잠재해 두었다가 그 배란 주머니를 보호 감싸고 있는 자궁 기능에 따라 그 남아 있는 피를 일정 기간(28일) 후에 배출한다.

예를 들어, 동맥으로부터 자궁으로 유입되는 피와 물의 비율이 비정상으로 공급된다면 자궁의 기능은 제기능치 못할 것이고 피보다 수분이 더 많이 지나치게 유입되면 결국 자궁의 온도는 떨어져 차가우면 여러분이 알고 있는 수종(水腫)이 발생하고 수종(水腫)이 더 커지면 절제 수술케 된다. 일정한 크기의 수종이 오래 지속되면 자궁 내 수종속의 불순물이 변질 되면서 자궁암으로 발전하지 않을까.

반대로 물보다 피가 많으면 피가 원활하게 순환치 못하면서 하나둘 조금씩 자궁벽에 침체되는데 이를 근종(筋腫)이라고 한다. 이것 역시 오래 지속되면 변질되면서 암으로 발전한다. 이와 같이 자궁 기능의 저하요인은 앞의 장기인 신장 기능에 근본적인 문제가 있겠지만 또 하나 자연계인 산소(공기) 흡입이나 기타 환경 문제도 참고 해야 된다. 이러한 종합적이고 조화로운 이해가 의술의 근본적인 취지이고 철학(哲學)이다.

자궁(子宮)기능이 불규칙하면 **불임(不姙), 유산(流産), 조산(早産)** 등의 질환은 피할 수 없고 생리통이나 생리불순 냉·대하증도 함께 동반되는데 여자의 정신이나 육체 건강을 지키는 데는 이 자궁 기능이 어떻게 제구실을 하느냐가 행·불의 길이라 아니 할 수 없다.(조산은 설익은 풋과일과 같은 것이다)

자궁기능이 불안전하면 또한 임신을 하였다고 해도 자연분만(自然分娩)은 결코 어렵고 제왕절개(帝王切開) 수술로 출산하게 되는 비율이 매우 높다.

동맥으로부터 유입되는 피의 질이 양질이어야 하고 자궁을 받쳐서 양쪽으로 감싸고 있는 양쪽 골반(엉덩이뼈)도 반듯하게 제자리에서 자궁(子宮)을 받쳐주어야 안전하게 자궁이 제 기능케 된다. 또 하나의 자궁의 중요한 기능은 심장에서 동맥으로 유입되어 자궁으로 들어오는 피의 성분(질)을 분류하여 맑은 피는 자궁 내 모든 기능 세포의 먹이로 공급하고 불순한 피는 조금씩 모아서 생리(生理)시 몸 밖으로 배출한다.

그러나 임신을 하게 되면 자궁 입구의 선혈(鮮血) 기관이 피의 질을 선혈하여 세포와 태아의 먹이인 영양을 공급하고 불순한 피는 모으지 않고 바로 정맥류를 통해 신장으로 보낸다. 이래서 임신을 하면 생리는 하지 않는 것이며 만약 불순한 피가 자궁에 침체되면 태아의 성장에 나쁜 영향을 줄 뿐만 아니라 평소보다 진하고 많은 양의 정맥류를 여과 기능해야 하기 때문에 임신으로 인하여 신장 기능에 가끔 중독성의 고장이 발생하는 임산부도 있다(임신중독).

몇 자 더 덧붙인다면 자연계 현상인 사람의 기분(마음)이 즐거운 나날이 이어진다면 더 없이 아름답지 않을까 싶다.

「골반정체(正體)에 대하여는 앞 7장 신체골격 해부학 편 참조」

유방암은 어떻게 발생할까?

월경(月經) 날이 되면 자궁은 생리 전에 먼저 가슴(유방)에 신호를 보낸다. 여성들은 그럴 때 유방이 약간 경직되는 것처럼 평소보다 단단해지거나 자신도 모르게 부딪히면 통증도 동반하게 되는 것을 느껴 보았을 것이다. 또한 임신일로부터 24주 정도 되면 유방의 유두(乳頭)가 밖으로 본래보다 나오면서 가슴도 확장되든지 약간 단단해지다가 출산일이 가까워지면 부드러워지는 것도 애기를 출산해본 사람은 알 것이다. 또한 외적으로는 이성적 개념에서 보면 남자가 가슴을 만지거나 스킨십(Skinship)하면 여자의 자궁(子宮)이 반응을 하면서 분비물성의 호르몬(Hormone)이 아래쪽에 비치는 것도 느껴 보았을 것이다.

그렇다면 유방은 자궁의 관리를 받고 따르는 것이 아닐까. 유방에 어떤 문제가 생기면 앞서 자궁을 먼저 살펴보고 다음에 자궁으로부터 유방까지 순으로 치료를 진행하는 것이 순리(順理)라 생각한다. 거꾸로 결과론에 의한 유방만 절개해 버리다보니 똑똑한 암세균은 혈관을 따라 다른 신체 부위로 이미 전이(轉移)되었기 때문에 재발하는 것이다.

어떤 이유로도 원인은 그냥 두고 결과에 치료의 기준을 둔다는 것은 도리어 환자를 제2, 제3의 고통과 더 발전된 상태의 악성 세균이 전이된 재발의 길로 끌고 가는 행위이다. 암이라고 무조건 제거하여 후에 항암이나 방사선 투시를 하게 되면 원인 세균이나 잔여세균은 분포치 않고 그때는 가만히 있다가 다른 장기로의 전이나 더 악랄하게 분포한 것을 두고 긁어서 부스럼 만든 격이 아닐까?

다만 정상 암일 때 이렇게 진행되지만 정상 기능 세포도 나 자신의 컨디션(Condition)이 운명(運命)이란 가연성에 의하여 떨어질 때 몸속의 정상세포기능도 마찬가지로 순간 기능이 저하되면 작은집(유사세포)의 상대성 세포가 확장되는 것이 시소 놀이기구의 원리 같은 상대성 논리다. 수술과 항암으로 암이 완치 되었다는 것은 암 세균이 아니라 세포의 작은집(유사세포)를 제거한 것이며 유사세포도 잘못 건들면 변이되는 생명이란 운명(運命)체인데 그래도 완치되었다면 정말 운(運)이 좋은 사람이다. 그런데 지극히 소수일 것이다.

앞서 말한 것처럼 컨디션이 나쁠 때는 모든 장기의 기능도 떨어진다. 특히 호르몬계의 활동은 더더욱 분비되지 못한다. 이럴 때 유방 속에 항시 일정량이 잠재해 있는 호르몬(유지방성분)이 순환되지 않고 적당량보다 많이 유방 속에 남게 되어 누적되면 조금씩 커지면서 단단해 지는데 컨디션 상태에 따라 생겼다 없어졌다 한다. 다만 너무 많이 쌓여서 굳게 되면 가슴 통증을 일으키고 유사세포는 더 커질 것이며 여기서 더 나쁘게 진전되면 세균성 "암"이다.

예방과 치료

우선 어떤 암이든 생겼다 싶거든 죽이려 하지 말고 더 진행(확장)되지 못하게 하라. 서서히 암의 먹이를 줄여라. 유방(가슴)속에 어떤 문제든 생기면 앞선 기관 **자궁의 상태**를 살펴라. 그리고 여과기능을 하는 **신장 기능**도 점검해라. 신장 기능에 이상이 있으면 **먹는 식생활과 생활환경**을 살펴보면 답이 있을 것이다.

모유(母乳)는 아기에게 먹이면

아기가 젖을 빨 때 가슴이 운동을 하게 되고

철학적으로는 모성(母性)이 더 깊어질 뿐만 아니라

모유를 먹인 엄마의 유방은

그러지 않은 엄마의 가슴에 비해 유연할 것이다.

우유를 먹이고 모유를 수유치 않으면 작든 많든 젖을 삭히는 강제 진압 항생제를 복용하게 되는데 이때 자연계 현상은 비정상 기능 장애로 모유(젖) 속에 유지방은 삭일 수 없어 일정량이 그냥 유방(가슴) 속에 침체되어 있어 모유를 먹인 가슴은 유연하지만 반대로 우유를 수유한 가슴은 도리어 단단하지 않던가.

단단한 가슴은 피의 순환장애를 일으키고 누적되면 유방암이나 세균성 질환이 될 가능성이 모유를 먹인 가슴보다 높다는 것을…….

여성의 몸은 찬 성질이라고 저자는 누누이 표한다. 몸이 찬 여성이 자궁에서 연계된 가슴이나 갑상선이 제 기능(호르몬조절)치 못해 발생하므로 만약 암이든지 손으로 만져지는 작은 덩어리가 발견되면 식이요법(음식)과 생활습관을 바꾸고 몸을 따뜻하게 좌훈(회음 부) 뜸과 배(자궁)뜸을 매일 또는 이틀에 한번 정도로 2~3개월만 꾸준히 해보아라. 자신 스스로 느낄 것이며 평소에도 주기적으로 1년에 2~3개월만 뜸을 해주면 큰 병 없이 맛나는 인생을 갖게 될 것이다.

아기가 젖을 빨아주고 후에는 여자의 상대성인 남자가 만져주고 그렇지 못할 때는 양손으로 자신이 스스로 양쪽 겨드랑이와 가슴사이의 **임파 통행선**을 자주 만져 주면 이 또한 예방이나 치료에 도움이 된다.

여성의 아름다움중의 하나인 가슴을…….

결과에 의한 처치로 하나를 절개해 버리면…….

그나마 치료가 된다면, 전이가 신체 다른 곳에 되었다면.

갑상선 기능과 처치법

그 어떤 생명체의 탄생과 존재의 법칙에는 암컷과 수컷이 공존
(共存)해야 유지된다. 사람도 남, 여란 상대에 의하여 신체기능 발달
과 기능유지의 에너지인 생산도 서로 공존해야 신체의 기능이 정상
으로 유지된다. 남과 여란 글과 말이 다르듯이 신체의 기능도 성질이
나 성분학적으로 다르다. 신장+간+췌장+비장에서 만든 피의 성분
을 남자는 고환에서 여자는 자궁에서 제조 분류하여 호르몬을 만
들어 위로는 유방과 얼굴, 입으로 보내고 아래로는 회음부(會陰部)
로 보낸다. 어떤 음식을 어떻게 먹던 양질이던 저질이던 피는 생산되
고, 또 기능에 따라 호르몬도 생산되므로 생산된 호르몬은 신체 골
격유지와 유동(流動)을 하는 관절에 전달되어 할 일을 하고 소모되
어야 한다는 것은 부인치 못할 것이다.

여성의 경우 가슴(유방)에 전달된 유지방성의 호르몬은 가슴을
만지거나 젖을 먹였거나 또는 마사지로서 소모가 다소 되는데 임파
선(淋巴腺)을 따라 목을 거쳐서 얼굴로 올라가는 임파관이 남자와
는 달라 일직선형이라 호르몬의 질이 낮으면 일자처럼 생긴 주름 임
파선 사이에 저질의 호르몬 찌꺼기가 조금씩 적체되어 주위의 기능
신경선을 압박하고 장애를 주는 등 통증을 유발한다. 또한 적체된
비정상 호르몬이 변질되면서 또 하나의 작은집(유사세포)이 확장되

고 반대로 정상세포의 기능은 오히려 줄어드는데 미안하지만 갑상선 질환은 앞선 전체 장기만 잘 다스려서 몸을 따뜻하게 해주고 목덜미 앞부분과 뒷부분을 자주 쓰다듬어 주고 하면 암으로 발전은 10%도 채 안되고 시간이 가면 치유된다. 만약 공격적으로 칼을 대면(수술) 그때부터 호르몬 조절제를 평생 달고 살아야 하는 항생제의 노예가 된다.

항생제는 한곳의 부위만 망가지게 하는 것이 아니라 몸 전체를 순환하면서 서서히 몸 전체를 망가뜨린다. 항생제를 먹고 소변 색을 보면 알 것이다. 소변은 몸 전체를 한 바퀴 순환한 세포의 불순물이기 때문이다.

〈참고: 남자에게는 왜 갑상선 질환이 적은가?〉

남자는 목 중간에 약간 튀어나온 부분이 있다. 이 기능은 비유컨대 유속이 빠른 계곡의 물을 중간 중간 가림막하여 유속을 더디게 조절하기 위한 것인데 긴 계곡에 유속이 빠르면 아랫부분엔 엄청난 수력의 힘이 발생하는 것을 사전에 차단하기 위함이 아닐까요. 남자는 양질의 발산 형이라 때에 따라 호르몬이 순간 많이 발산케 될 때 만약 아래(고환)로 내려가면 자위행위든 어떡하든 해결이 되는 반면에, 상대성의 논리에 따라 위쪽 얼굴로 상승하여 목의 임파관을 통할 때 너무 빨리 많은 양이 한 번에 상승되게 되면 외적으로 다혈질 행동이나 폭발적 행동이 유발되므로 이를 조절키 위해 목 중간의 완급조절 기능함이 튀어나온 부분이다.

그래서 남자는 갑상선 질환이 거의 발생치 않고 반대로 여자는 생리란 노폐물이 별도로 남자와 달리 몸 밖으로 배출되니 통풍(痛風)이란 질환은 여자에게는 발생되지 않지만 남자는 통풍이 발병한다. 갑상선 치료에 대하여 이것만은 당사자가 알고 갑상선 치료에 참고하라. 강 건너 일본에서는 갑상선 제거 수술을 함부로 못한다.

왜, 제거수술을 하면 되려 탈이 생기므로 그대로 두고 약물치료나 보존 형으로 조치함을……

그런데 우리나라는 웬만하면 칼을 댄다. 어떻게 생각 할꼬 의사도 먹고 살아야 하니 말이야……

여성의 신체 변화와 갱년기(更年期)

운명(運命)이란 가연성의 철학(哲學)이라는 근본(根本)에 의하여 살아야 하는 인간은 삶이란 여정에 변화란 성숙(成熟)의 길목을 지나게 되어 있다. 남자는 성장기란 한 번의 신체변화가 있지만 여자는 3번의 변화가 있다. 이해되도록 표현한다면 태어나서 15세(15년)경 가슴이 변화 성장되고 월경(月經)을 시작하고 여성(女性)으로서의 길목을 지나면서 한번 성숙해지며 결혼하여 아기를 두 명 정도 출산할 30세(30년)쯤 성감대(性感帶)를 느끼면서 또 한 번 신체와 정신적 변화가 무르익는다고 할까. 3번째는 45~50세(4~50년)이 되면 완경(폐경)을 하면서 생애(生涯) 마지막 신체변화가 있는데 이러한 현상변화는 말 그대로 자연계의 순리에 의한 현상이다.

흔히 폐경 때쯤에서 자신이 스스로 느끼게 되는 몸의 체온도 올라갔다 내려갔다 하루에도 몇 번씩 일어나고 관절부위의 통증도 동반되며 사람에 따라서 우울증이나 두통도 발생케 되는데 이런 원인은 자궁이란 편을 살펴보면 쉽게 이해된다.

심장에서 보내는 동맥 관에서 남자보다 여자는 자궁으로 가는 동맥혈관이 하나 더 있다고 했다. 이 동맥관이 임신을 하면 태아의 영양(먹이) 공급과 자궁 세포 먹이로 공급되기에 임신 중에는 생리란 것이 없고 출산을 하고 4~6주 정도 지나면 다시 생리를 하는 것은 자궁속의 세포와 배란 기능 후 배설한 소량의 세포 찌꺼기를 모아서 28일(정상인) 만에 생리로 배출함을 월경(月經)이라 하는데 폐경이란 자궁세포의 기능이 퇴화되면서 난자(卵子) 배란세포를 생산하는 세포가 그 기능을 다하면 호르몬 생산이나 유지밸런스 기능을 하지 못하여 생리적 순환기 장애로 발생하는 현상을 갱년기(更年期)라 했다.

관절의 통증과 골다공증

자연의 순리를 거역할 수 없듯이 세월이라는 수레바퀴 또한 정지시킬 수 없는 법이다. 여성의 인생 마지막 신체 변화기인 갱년기(更年期)를 크게 못 느끼고 넘기려면 평소에 **발효된 음식과 신 것을 많이 먹으면** 도움이 된다. 물론 신 음식은 자연적으로 발효된 것을 말하고 김치도 삭인 것(익은 김치)을 많이 먹고 여성은 채소도 상추나 양파를 제외하고 날것을 많이 먹지 않는 게 갱년기 예방에 좋다. 물론 의학에서 말하는 골다공증도 예방되지만 골다공증은 말 그대로 뼈 속에 호르몬인 골수가 부족하여 신체 지탱에 의한 압력을 이기지 못해 발생하는 관절 부위의 통증이나 충격으로 쉽게 골절되는

---

21) 나무의 독인 진액이 마르면 벌레가 생긴다. 사람의 뼈도 적정량의 골수(骨髓)인 기름 같은 호르몬성이 뼛속에 함유되어 있어야 통증이나 골절이 쉽게 발생치 않는다.

것이 골다공증이라 한다.[21]

물론 관절 부위의 통증은 신체의 상체보다 하체 부분이 더 많이 발생하는데 신체골격의 중심을 받혀주는 양쪽 골반과 유지밸런스 기능을 하는 꼬리뼈(천·미추)가 궤도를 이탈케 되면 하체 관절의 통증도 발생한다.

특히 여성은 음적 이어서 몸이 찬 성질이므로 찬 음식이나 찬물은 먹지 않는 것이 골다공증 예방에 기본적 기준이다.

「23장 식이요법 참조」

자연분만과 제왕수술에 따른 득과 실

자연분만(自然分娩)이란 말 그대로 인위적 기구나 약물의 도움 없이 아기를 출산하는 것을 말함이다.

정상적인 임산부는 약 출산 3일(72시간) 전부터 자궁과 신장이 서로 공존하여 간의 협조를 받아서 신체골격계를 지지하는 관절 마디마디에 호르몬 성분인 양수를 서서히 몸 전체 관절이 유연토록 생산 공급하고 임산부의 골반에서 제일 먼 곳인 양발 관절이나 양손 관절까지 양수가 공급되면 이때부터 출산시기가 절정에 다달으면서 통증과 함께 자궁 문이 출산코자 열린다. 아기의(태아) 뇌(머리)는 자궁에서 거의 성장된 상태에 출산케 되는데 순간이지만 태아의 큰 머리가 원만히 쉽게 정상적으로 자궁 문을 지나 출산하려면 꼬리뼈 (천·미추)의 유지밸런스 기능에 의하여 신체위로는 허리(요추), 등뼈(흉추), 양어깨의 관절마디와 아래로는 고관절, 무릎, 발목관절까지 기본적으로 유연해지는 협조적 기능을 해 줘야 출산이 절정에 이르고 정상적으로 양 골반이 벌어지면 태아는 순간 무사히 출산케 되는 것을 순산(順産)이라 한다. 또한 이를 자연 분만이라고 하지요!

출산 시에 열렸던 자궁의 문은 뼈가 큰 장골(腸骨)인 골반 뼈가 본래의 제 자리로 가면서 연계하여 자궁의 문도 본래대로 복원된다.

참고로 서구 유럽인은 엉덩이가 크고 골반 뼈 또한 커서 동양인보다 큰 골반 뼈가 순간 열렸다 닫히면서 신체의 상, 하로 연계된 관절뼈를 한 번에 제자리로 유도시켜 주는데 우리 동양인 여성은 골반이 작아 한번에 유도시키지 못한다. 그러나 산모의 신체골격이 제자리로 가서 제기능을 원만히 할 수 있는 시간인 3~4주 동안 항시 몸을 따뜻하게 하고 따뜻한 음식을 잘 먹으면 도리어 평소에 있던 잔병도 고칠 수 있는 기능을 가진 것이 여자이다.[22]

이와 같이 철학적 구조로 형성된 여성의 생리적 기능으로 자연분만 하는 것이야 말로, 곧 순산케 되면 아기의 성장에도 덕(德)이 되고 또한 갱년기도 쉽게 넘길 수 있는 길이다.

---

22) 그래서 여성들이 잔병에 시달리면 늦둥이 하나 낳고 몸조리 잘하여 병 고치라는 말!

제왕절개 수술(帝王切開手術)이란 말을 한번 해부해 보면 얼마나 무서운 수술인지 알 것이다. 대상자의 몸은 한마디로 비정상 체온이다. 몸이 차다는 말이다. 특히 여자는 음적인 성질의 체질인데 저체온이라면 생식 기능이 정상가동 될 수 없다. 또한 상대적으로 골반의 균형도 제대로 바르게 자궁을 받쳐주고 있는지 신체골격계도 확인해 봐야 한다.

정상체온이 36.5도라 하면 여성의 자궁온도는 이보다 높은 37~38도가 되어야 컨디션이 좋다. 또한 성적으로 오르가즘(Orgasm)이 절정일 때는 40도 이상까지도 상승한다. 만약 정상체온이 유지되지 않은 여성이 어쩌다 운 좋게 임신을 하여도 유산이나 조산(早産) 아니면 제왕절개 수술을 해야 되는데 그 대상은 몸이 찬 여성이다.

여기서 몸이 더 차가운 여성은 불임이란 딱지도 붙게 되고 특히 신장 기능 저하로 자궁까지 정상온도를 유지하지 못하며, 신체 골격도 뒤틀려 있다면 생리통이나 "냉"이란 고통의 찝찝함을 항시 동반하고 있다. 몸이 찬 사람이 소변도 자주 보게 되고 누적되면 요실금으로 발전한다. 또한 체온 유지가 비정상적 이라면 이는 피가 부족하거나 아니면 피와 수분(물)의 비율이 피보다 수분의 양이 더 많다는 것이다. 혈액과 수분의 비율이 자신의 신체 조건에 적합지 않으면 빈혈 증세가 동반되고 따라서 심장기능도 저하되어 동맥과 정맥의 순환기(피 흐름) 장애에 의하여 다른 신체 장기 기능도 연계하여 고장 날 수밖에 없다. 이어지는 외적의 증세는 얼굴에 다크-서클(Dark Circle), 기미, 주근깨, 어두운 피부 등이 생기며, 변비, 소화불량 등 연속적으로 고장이 나타난다.

여성의 아름다움은 맑고 고운 피부에서 시작됨이라.
음식을 가려먹고 쑥뜸을 하루건너 3개월 45일만 해보아라.

할 수 없이 제왕절개 수술을 하려거든 호르몬성의 양수가 비치기 전에 차라리 수술하라. 왜, 앞 자연분만에서 말했듯이 출산 약 3일전부터 정상 산모는 신체의 생식기가 서서히 출산 준비를 하는데 이때가 자궁에서 손과 발까지의 관절 유연성을 준비시키고 있을 때 갑자기 제왕절개를 하고자 마취를 해 버리면 출산을 진행하던 기능은 그대로 멈추지 않을까요.

다시 말하면 피부에 종기(뾰루지)가 완전히 곪으면 쉽게 터트려 짤 수 있으나 만약 덜 곪은 상태를 억지로 터트리거나 짜버리면 도리어 화가 나서 더 자신을 아픔의 고통으로 괴롭힐 것이다.

마찬가지로 자연의 일부인 사람의 몸도 순리(順理)대로 서서히 출산기능에 적응토록 해야 하는데, 출산기능 중간에 마취하여 출산기능을 마비시키고 자연분만이란 궤도를 바꾸어 버린다면 수술당사자들은 자연 분만한 엄마보다 신장이나 자궁기능 저하로 인하여 더 많은 고통을 받을 것이다.

어쩔 수 없이 제왕절개를 하여 출산하였다면 후회하지 말고 음식요법을 잘 지키고 정상적인 생활습관과 몸을 따뜻하게 하는 외적인 도움 기능인 쑥뜸으로 정상에 가까운 기능을 회복할 수 있다.

다시 한 번 더 말씀드리지만 어떤 이유든지 여성은 첫째 몸이 따뜻해야 된다. 한 두 번의 쑥뜸 법으로 효과를 보겠다면 처음부터 아예 시작하지도 마시라. 세상에 그런 법은 없다.

심우방 배(자궁) 쑥뜸과 좌훈 뜸 모습

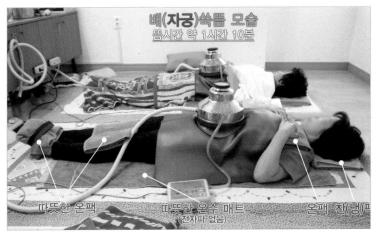

음악을 들으며 충전중인 배 뜸 모습

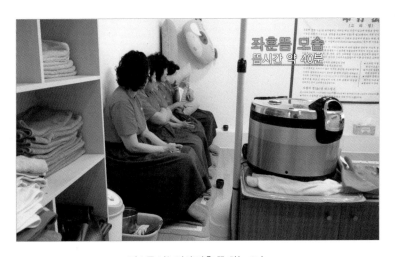

담소를 나누면서 좌훈 뜸 하는 모습

쑥뜸 위치도
(간접구)

◌ 배(자궁)뜸기　● 온구기　◍ 마니나

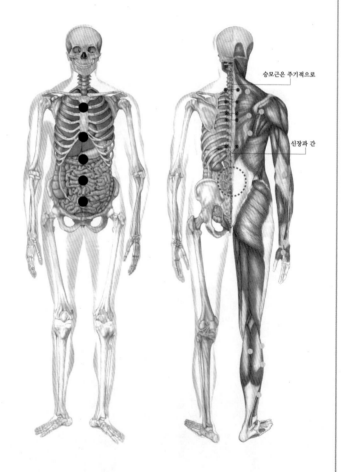

승모근은 주기적으로

신장과 간

쑥뜸 시술시 참고사항

배(자궁) 뜸기

앞에는 배꼽을 중심으로 뒤는 허리에 중심으로 뜸을 하는데 간접구라 화상의 염려는 없으나 사람에 따라서는 피부의 성질 차이로 약간의 화상을 입을 수 있으므로 처음 뜸을 올려 놓고 온기를 느끼면 통풍구를 서서히 막아 준다.

온구기

뜸 부위에 올려놓고 너무 뜨거우면 또 하나의 보조기를 올려 준다. 이 때 뜸의 효과를 더욱 올리려면 온구기 위에 수건을 덮어서 뜸을 하면 뜸의 효과가 높다.

마니나

뜸 부위에 부착이 쉽도록 밑 부분에 테이프가 있으므로 붙여 놓고 뜨거우면 잠시 띄었다 다시 붙이면 된다.
(주의 : 사용 후 불씨를 조심하십시오)

쑥뜸

쑥의 효능은 우리가 익히 알고 있으나 사용법은 잘 모르는 경우가 많다. 주위장소의 온도를 적당히 유지하여 뜸을 하고 가벼운 이불이나 대형 타월로 몸을 덮어 따뜻하게 뜸을 하여야 효과적이다.

배(자궁)뜸은 땀 흘리는 것이 효과적이나 몸이 허약한 사람을 땀을 많이 흘리면 잠시 체력이 저하 될 수 있으므로 참고하시기 바랍니다.

또한 쑥뜸 후 혹시 화상이 우려되면 참기름에 약간의 죽염 분말을 섞어 부위에 바르면 쉽게 사라지며, 쑥뜸은 꾸준히 해야 효과를 높일 수 있다.

22

여성의 건강과 아름다운 미(美)

몸을 항상 따뜻하게 하라

한마디로 자궁(子宮) 기능이 원만하면 사랑받고 즐겁다. 왜 건강하니까. 이러려면 신장(콩팥) 기능이 원만하여 자궁과 서로 공존하여야 제 기능한다. 이를 상대성이라 했다. 여자를 음과 양의 이치로 보면 된다. 여자는 음이고 흡수형이라 하였고 이를 다시 창조시키는 생산형이라 한다. "음"은 찬 성질이므로 여자는 저혈압형이다. 그래서 빈혈+어지럼증 같은 저혈압 증세를 여성 다수가 안고 있다. 특히 생리 후에 이런 과정이 갱년기(更年期)까지 이어지면 정상인보다 힘든 갱년기를 겪어야 하고 갱년기 후에는 여러 잔병으로 고통과 함께 골다공증(骨多孔症)이란 판정으로 자칫하면 항생제(호르몬)의 노예가 될 수 있다.

어떤 이유에서든지 여성의 몸은 따뜻하게 하라. 보물은 감추어질 때 가치가 더 상승된다. 우리나라 여성의 골반은 서구 유럽보다 작다. 자궁을 감싸고 받쳐주는 골반이 작기 때문에 배꼽(아랫배)을 노출시킨다든지 식후에 바로 먹는 찬음식인 냉커피 등은 여성에게 아주 나쁜 것이다.

신장(소변) 기능이나 자궁 기능이 원만치 않은 여성은 상추나 양파를 제외하고는 가능하면 날것으로 먹지마라. 3개월(90일)만 식사요법을 시키는 대로 해보면 알 것임을 다시 한 번 말한다. 시간 핑계대지 말고 뛰는(달리기)운동을 열심히 하면 그 어떤 보약보다도 몸에 좋다. 그리고 1년 365일 중 4~50일만 자신에게 베풀어 보아라.

또 쑥뜸(간접구)을 하루건너 해 보면 맑고 고운 피부와 함께 당신(여성)의 아름다움을 찾아 줄 것이다.

心 清 事 達

마음 심　맑을 청　일 사　통할 달

"마음이 맑으면 모든 일이 잘 된다."

安 分 知 足

편안할 안　나누어줄 분　알 지　그칠 족

"편안한 마음으로 제 분수를 지키며 그칠 줄을 안다"

제 5 편

치료편

23

식이요법(음식보약) · 수면 · 운동
"행복의 기준은 건강이다"

식이요법(음식)

특히 사람은 신체의 70% 이상이 수분으로 지탱하고 혈액 속에는 약 83% 이상의 수분이 함유되어 있다.

자신을 한번 스스로 체크(Check) 해 보라.

하루에 어떤 물을 얼마만큼 먹는지 그리고 먹는 양과 소변이나 대변 시에 배설하는 수분의 양과 꼭 한번 비교해 보아야 '심우방의 서'의 가치도 달리 평가된다. 비유로 국가 경제 논리도 수입(먹는 것)보다 수출(배설)이 많으면 국가가 부흥하지 않겠는가. 같은 논리로 개인의 건강과 경제에 있어서 먹는 것이나 수입(금전)이 적고 반대로 배설이나 씀씀이가 더 많으면 어떻게 될까?

물

먹는 물에 대하여 해부해 보자. 나는 정수기 물은 음식 만드는데 사용하고 바로 먹는 데는 사용치 않는다. "왜?" 정수기 필터기능은 물속의 납이나 수은 등 중금속을 걸러 주는 기능을 하는데 물의 영양분인 미네랄도 걸러내지 않을까. 또 요즘은 생수(지하)를 많이 마시는데 생수는 말 그대로 빛이 전혀 없는 지하에서 생산되어 사람의 에너지로 먹는데 지하에서 뽑아 올린 생수가 만약 지상의 판매처 가게나 아니면 운반과정이나 소비자의 보관 실태에 따라 햇빛을 오랫동안 받게 되면 수질(水質)이 변하고 만다. 혹시 지하수(생수)를 햇빛에 두면 기온에 따라 차이는 있겠지만 24시간 내로 이끼(녹조+미네랄 파괴)란 푸른색의 액체가 생기는 것을 알 수 있다. 그 어떤 것이라도 앞서 말한 대로 상대성이란 원칙에 의하여 아무리 좋은 지하 생수도 이와 같이 생산과정에서부터 운반+판매+보관 상태가 잘못된다면 도리어 돈 버리고 건강 잃고 하는 격이 아닐 수 없다.

역사적으로 돌아보면 수도가 없을 때 우물(샘) 관리를 어떻게 하였는지 한번 보자. 지붕이 설치되지 않은 우물은 뚜껑(덮개)을 사용하여 항시 덮어 두거나 지붕으로 빛을 차단시켰다. 물론 지상의 동물이나 파충류가 빠지는 것을 방지코자 그런 것 아니냐고 반문하겠지만 뱀이나 개구리는 겨울잠을 땅속에서 자고 있고 지하수(생수) 역시 땅속에서 채취하는 것인데 그 평가는 독자 여러분의 판단에 맡기고 다만 선조들의 지혜는 무어라 평가할 수 없이 존경스럽다고 쓴다. 차라리 다른 것을 아끼고 좋은 물을 먹으라고 주문하고 싶다.

항아리 아랫부분에서 약 5cm 정도위에 수도꼭지를 부착하고 음지에다 항아리가 흔들리지 않게 잘 고정시켜 수돗물을 채우고 윗부분에다 한지(韓紙)를 둘러서 뚜껑을 덮고 약 3일, 72시간만 가만히 침전토록 두면 수돗물 속의 납이나 중금속은 물보다 무거워서 늦어도 2~3일 이내 아래로 가라앉는다. 수돗물 속에는 정제 처리를 거쳐 세균은 없으므로 부착된 수도꼭지를 이용하여 식수로 사용하면 이 또한 양질의 물이다. 저자 집에서도 이 방식으로 사용하고 있으니 참고하시기 바랍니다.

"좋은 물을 금수(金水)라 했다"

금식류 – 찬음식류

오장육부(五臟六腑)에 이상을 느끼면 아래의 금식류에 대하여 자신이 얼마나 어떤 것을 먹는지 한번 살펴보라.

★ **금식류:** ① 찬 음식과 찬물, 우유, 소고기, 닭고기, 돼지고기,

생김치, 풋마늘, 풋고추, 깻잎, 겨자, 산초, 방아 잎, 그리고 상추나 양파를 제외한 쌈 채소 등은 날것으로 먹지 말 것.

② 피자, 햄버거, 인스턴트식품, 라면, 커피, 표백 처리된 밀가루 제품과 방부제가 첨부된 가공식품.

③ 또한 열대 과일도 많이 먹지 마라. 특히 상대성에 의하여 찬 음식이다.

다시 한 번 아니 몇 번을 말해도 모든 식자재는 생명이 있다. 생명을 지키고 보존하기 위한 무기(武器)는 독(毒)이다. 남자는 양질성의 공격형이어서 여자보다 식자재 독을 공격적으로 산화(酸化)시켜 잘 소화시킬 수 있으나 여성은 음질성의 흡수형이고 찬 성질이므로 식자재의 독은 흡수성으로 남자보다 덜 산화시켜 찬 성질에 의하여 삭히는 것도 제대로 삭히지 못한다. 그래서 자극이 강한 음식을 남자가 여자보다 잘 먹는 것은 소화시킬 힘이 강하다는 것이다.

여성 중 혹 병마와 싸우고 있는 분은 가능하면 날것의 채소들을 먹지 말라.(상추+양파는 날것으로 먹어도 됨)

식사법 1

기본적으로 조·중·석식은 주식으로 필히 챙겨 먹어야 하고 밥은 잡곡밥을 할 때 찹쌀을 조금 섞으면 밥맛이 좋으며 이때 깐 마늘을 처음에는 5~7쪽 정도 넣어서 먹다가 양을 조금씩 더 늘려서 먹으면 좋다. 마늘 냄새도 나지 않고 폐기능이나 기관지기능에도 도움이 된다.

참고: 소고기 기름은 40도 정도 되어야 분해되고 닭고기 기름은 약 37~38도, 돼지고기 기름은 32~33도가 되어야 분해되지만 오리고기는 아직까지는 28도 정도에서 분해된다. 오리고기는 찬 성질이지만 마늘과 고추장으로 같이 먹으면 보양식이다. 간식류로는 베지밀이나 두유 또는 우리 과일을 먹어야 된다.

병마와 싸우고 있는 사람은 기본적으로 위의 식사법과 금식류를 지켰을 때 본래의 건강을 찾을 수 있으며 열매 과일을 요리 시에는 **씨를 꼭 제거**하고 요리하여야 하며 특히 대추는 그냥 사용하는데 이는 모르고 사용하는 것이다. 감기, 기관지 질환의 환자에게 배(과일) 속의 씨를 제거하고 꿀을 첨가하여 달여서 먹게 하는 것도 이와 같은 이치이므로 참고하시길 바랍니다.[23]

매실 엑기스를 예로 보자 찬물에 타면 달고

뜨거운 물에 타면 신맛이 난다.

성분은 매실 엑기스인데 성질적으로 차고 따뜻하게

다르다는 것을!

---

23) 과학의학에서 간이나 쓸개에 담석(膽石)이 있으면 우유, 시금치 등을 먹지 말라고 한다. 우유는 먹고 10분 이상 운동으로 신체의 발산 체온을 올려 줘야 유지방이 파괴된다.

식사법 2

식사 중에는 물을 먹지 말고(숭늉은 제외) 식사 전, 후에도 1시간 간격을 두어야 하며 식사 전 발효된 우리 간장(조선간장)에 깨소금을 띄운 것을 조금 먹고(숟가락 끝으로 쪼끔) 식사를 하면 발효된 간장이 소화효소와 함께 소화기능도 도와준다. 조, 중, 석식이 식사법 기본적 기준이므로 주식은 필히 먹어야 하고 밥은 잡곡밥을 먹는다. 단, 식간에는 물을 적당히 먹어야 된다.

입으로 먹는 음식은 피를 만드는 원료다. 어떤 음식이 입으로 통과하여 어떻게 양질의 피를 생산시키는지 깊이 생각해 보자. 이렇게 생산된 피가 몸속의 세포 먹이로 공급된다는 것도 인정할 것이며 피의 "질"에 따라 체질도 개선(바뀜) 된다는 것도 알고 있을 것이다.

참고로 소는 과거에 식물성인 채식을 먹고 살았다. 그래서 섬유질인 먹이가 소화가 잘되지 않아 위도 4개였으며 되새김하여 소화를 시켰다. 과거 힘든 농사일을 한 소의 지방수치와 지금 식육으로 사육되는 소의 지방수치는 다르지 않을까. 과학문명의 발달과 기계화 영농으로 소는 일터에서 벗어나 육질 무게 중심의 식용으로 진화되었다.

진화되는 과정에서 생존의 근본인 소의 먹이가 채식성에서 서서히 동물성 사료로 바뀌었고 채식 때 소의 무게는 보통 300~350kg

정도였는데 동물성 사료를 먹이고 식용위주로 사육하면서 500~600kg이란 큰 소(牛)로 성장시켰음을 부인치 못할 것이다. 소란 동물도 주식인 채소류에서 노동적 운동량도 없이 동물성 사료를 먹이고 제한된 공간에서 사육함이 오늘의 비육(肥肉)이다.

이렇게 바뀐 먹이와 비만의 씨앗으로 소의 체중을 늘려주었고 운동량 없는 소는 광우병이나 브루셀라 같은 불치의 병이 발병되고 있으며 또한 소의 면역기능도 떨어져 여러 질병으로 인하여 매몰 시키고 있음을 잘 알 것이다.

독자 여러분들 중 질병으로 본 의서(醫書)를 접하게 된 이가 있다면 한탄하지 말고 그간의 내 삶의 음식에 대하여 다시 한 번 뒤돌아 보시길…….

어떤 음식을 어떻게 먹었으며 평소 생활 습관은 어떠하였는지 자연과 과학 사이에 자신을 두고 어느 쪽에 더 가까이 생활하였는가를 살펴보시라. 1980년대부터 개방한 외세 문화가 지금은 노년층보다 오히려 젊은이에게 온갖 질병을 유발시키고 있음을 보고 있지 않는가?

앞에서 비유했듯이 소의 사육과정과 같이 채식주의에서 잡식성으로 진화된 우리 인간은 동·서양으로 구별되어 신체 조건이 각기 다르게 형성되었다.

이러한 진화 과정의 자연 순리를 무시하고 순간의 욕구와 편리에 의해 생각 없이 먹는 음식은 피의 원료가 되고 코로 흡입되는 산소의 질에 따라 피의 성분이 결정된다.

조미료와 방부제

외식을 하지 말라고 하지는 않겠다. 다만 조미료나 방부제의 역할을 따져보자. 변하지 않고 오래도록 지속시켜주는 것이 바로 방부제인데 이것이 첨가된 음식을 먹고 위(胃)에서 삭이지(소화) 못한다면 어떻게 될까? 또한 소화 효소는 무방부제 식품을 소화할 때보다 더 많은 소화효소 사용으로 소화기능 세포가 소비성 일을 해야 되므로 누적되면 결국 위장 장애로 나쁜 결과를 낳는다.

한마디로 말하면 조미료는 입맛을 당기는 마약성의 성분을 가지고 있어 조미료를 섞어 조리한 음식에 맛 들린 사람은 무방부제인 자연식을 쉽게 접하지 못하게 되는 것이다. 만약 부분별한 외식을 반복적으로 먹게 되면 뼈 구성의 원료 즉 호르몬의 원료인 자연 단백질을 조미료가 파괴시켜 신체골격계인 뼈가 약해져 살짝 부딪쳐도 쉽게 골절이 되며 남성인 경우 정력(스테미너)도 감퇴(減退)되며 여성은 생식기(자궁) 기능을 저하시켜 관절 질환까지 발병케 된다. 식생활을 확 바꾸어 3개월(90일)만 한번 해보고 평가해 주시길.

효소에 대하여 알고 먹자.

근래 들어서 하도 온갖 병이 발병하니 또 하나의 건강 기능식품 이란 미명하에 효소가 와르르 쏟아져 나와 헷갈리게 하고 있다. 한 마디로 **설탕이 혼합된 것은 효소가 아니다.** 그것은 그냥 엑기스다.

효소란 익은 김치나 옛날 막걸리(탁주) 찌꺼기를 부엌(부뚜막)에 서 약 7일 정도 자연 발효시켜 자체 생성된 유산균을 말한다. 독자 들이 효소를 구입할 때 설탕을 배합하여 삭힌 것인지 아니면 자연 발효시킨 것인지 이것은 전적으로 소비자의 몫이 아닐까 싶다.

앞에서도 말했듯이 우리 인간의 몸은 그 어떤 첨단의 과학도 비 교할 수 없는 구조로 형성(形成)된 소우주이다(뒤에 소우주 설명). 콩을 메주로 변화시켜 발효하여 장(醬)을 담근 후 일정 시간이 지나 면 간장과 된장으로 분류해 간장은 조리 시에 사용하고 된장은 자체 로 음식을 만들어 먹고 하는 것이 천하의 우리 발효식품이다. 그래 서 간장은 된장과 분류하여 높은 온도에 끓여서 간수라는 나트륨 (Natrium)을 증발시켜 보관하여 사용하는데 간장을 끓여 간수가 증발될 때의 냄새는 십리 밖에서도 장 냄새를 맡을 수 있을 만큼 독 한 것이다.

고추장도 담가 6개월이 지나면 서서히 자체 발효하여 1년 가까이 지나면 거의 완성 발효된다. 진짜 발효된 효소 음식은 ①익은 김치

(약간 새큼하면 더욱 좋다) ②간장 ③된장 ④고추장 ⑤청국장 등 이 다섯 가지가 진정 발효된 효소인데 여기서 유산균을 옮겨 배양한 숙성식품이 시중에 효소제품으로 유통되어 먹고 있는 것이다.

나이가 들어 노쇠하면 소화기능이 떨어진다. 아울러 어린아이도 소화 기능이 약하다. 어린아이인 경우 아직 덜 성장했기에 세포가 정상 세포로 배양되지 않았으므로 죽이나 부드러운 것을 이유식으로 먹으며, 반대로 나이가 들수록 소화기능이 떨어진다는 것은 소화효소세포의 수가 점점 줄어들고 노쇠(老衰)하고 있다는 증거다. 그래서 음식은 오랫동안 천천히 씹어 먹으라고 하지 않던가.

★ **지혜:** 성장기에 있는(8~15세) 내 아이의 생일날, **생일 밥에는 조, 수수, 팥으로 찹쌀밥을** 아이에게 해 먹였다. 또한 당시 경제사정에 따라 수수떡을 별도로 만들어 아이의 친구들에게도 나누어 먹도록 한 것을 독자들 중에는 알 것이고 모른다면 주위의 나이 드신 분께 한번 물어 보시라. 우리 선조들의 지혜(智慧)가 얼마나 대단한지!

'팥'은 피를 만드는데 도움이 된다는 것은 잘 알고 있을 것이다. '조'는 위와 폐에 좋고 '수수'는 성장하는 아이의 신체골격계인 뼈의 영양분인데 수수대가 대나무처럼 마디마디로 생겼으며 이는 사람의 관절마디와 비슷하다는 것을…… 그래서 성장기 아이들에게 생일날

만이라도 조, 팥, 수수밥을 해 먹인 우리선조들의 지혜에 저자는 한 두 번 놀란 것이 아니다.

또 우리의 식단에 없어서는 안 되는 간장도 우리 선조들은 깨소금을 볶아서 분쇄하여 간장에 띄워 밥상에 올렸으며, 식사 때 제일 먼저 간장을 숟가락 끝으로 살짝 찍어 먹고 식사를 하였다. 이는 발효된 간장이 소화 효소를 촉진(促進)시키는 것이며 이 또한 선조들의 식생활 지혜가 아닌가.

참깨를 물에 씻어 건조될 때쯤 프라이팬을 달구어 약간의 소금을 먼저 볶아 소금속의 간수(나트륨)를 제거되면 그때 말린 깨를 소금과 함께 볶아 분쇄한 것이 깨소금이다. 지금 독자분이 사용하는 깨는 깨무금인지 깨소금인지 한번 확인해 보시라.

★ 음식의 음과 양

첨부된 사진속의 무와 고추류에 대하여 대표적으로 식자재의 음양에 대하여 설명하겠으니 참고하시어 건강한 삶 행복한 인생의 여정을 누리자.

식자재의 음과 양을 이해해 보자.

(195쪽 「식자재의 음과 양」 사진 참조)

무

〈식자재의 음과 양〉 사진에서 보는 바와 같이 ①태양은 양이고 ②흙은 음이다. ③흙속의 무는 양이고 ④무 잎은 음이다. ⑤잎에 붙어 흙 위로 나와 있는 무의 부위는 무엇인가? 이것은 양도 되고 음도 된다. 왜, 철학편에서 말했듯이 '너와 나'일 때 "와"에 속한다. 그래서 돌출된 무는 단맛이 나고 흙속에 묻혀있는 무는 약간 매운맛이 난다. 음적인 여자 이든 양적인 남자이든 누구나 먹어도 유해(有害)하지 않다는 것이다.

고추

①풋고추(푸른 것)는 음이다. ②붉은 고추는 양이고 ③고추의 주원료로 담은 고추장은 발효식품이다. 음적인 ①번 풋고추는 흡수형이며 종자보존을 위하여 익을 때까지 보존해야 하는 보호성의 독이 있다. 이것이 진 푸른 녹색이며 고추가 붉게 익으면 ②는 양이다. 양은 발산형이며 또한 공격형이다. 감기가 심하게 들면 소주에다 고춧가루를 약간 섞어서 먹는 것은 몸속의 감기 바이러스를 발산시켜 주기 때문이며 술을 먹고 난 후 콩나물국에 고춧가루를 넣어 먹는 것도 이와 같은 맥락이다. 그리고 ③고추장은 발효식품이기 때문에 음과 양인 누구나 먹어도 유해하지 않다. 요즘은 많은 정보들이 쏟

아져 나와 여러분들도 잘 알고 있을 것이다. 음과 양이라는 불변(不變)의 원칙에 자신의 삶을 잘 영위(營位)하길 바란다.

참고: 겨울에 생산되는 시금치는 단맛이 나고 반대로 여름에 생산되는 것은 쓴맛이 난다. 이는 쓴맛이 여름에 입맛을 당기게 함이고 단맛은 겨울에 입맛을 당기게 함이다. 계절 온도에 따라 식자재의 맛도 다르게 됨을 다시 한 번 독자들께서 깊이 생각해 주시길 바란다. 이것만 보아도 음·양의 조화(調和)가 얼마나 소중한 것인지 알 것이다. 하나 더 동물로 표현하면 암+수가 있으면 사이좋게 잘 지낸다. 그러나 암+암이든 수+수만 있으면 다투게 된다. 이것 또한 상대성에 의한 음과 양의 조화(調和)가 아닐까 싶다.

무와 고추에 관한 사진 ①과 ②에서 고추의 생산과 진화과정의 음과 양에 대하여 깊이 새겨보는 마음으로 보길 부탁드린다.

내가 말한 식단 법은 가장 기본적이며 이를 지키지 않고 장수의 삶을 산다는 것은 기본이 없는 기준이다. 하나 더 참고로 덧붙인다면 자기 자신의 몸은 그 누구보다도 더 잘 안다. 만약 오장 중 어떤 장기가 약해져서 제 기능이 원만하지 못하면 **황색류의 식자재는 위에 좋고, 녹색은 간, 검은색은 신장(콩팥), 적색은 심장, 흰색은 폐**

〈식자재의 음과 양〉

사진①

①양

④음

⑤
음 **과** 양

과

음 ③양

②흙

사진②

식자재의 성질학

①음

②양

고추장

③발효식품

에 도움이 되는 식품으로 간단하게 독자 분들이 생각하면 된다.

위 오색의 대표적인 음식들이 오장을 다스리는데 왜 필요한지 하나만 예를 들어보자. 우리 조상들은 속이 쓰리고 아프면 누런 된장을 미지근한 물에 풀어서 먹었다. 이는 황색류의 음식이 위를 다스려주기 때문인데 물론 위경련에도 효과가 높다.

대추도 차를 다려 먹으면 식품이고 약과 함께 달여 먹으면 약이다. 어떤 음식이든 한곳의 장기에 유익하다고 해서 먹는 것을 우리는 편식(偏食)이라 한다. 정상인도 편식(偏食)을 하면 어찌 될까? 과식(過食)은 순간 즐겁고 소식(小食)은 순간 아쉽지만 결과는 항상 정반대임을 명심하자.

수면(睡眠)으로 얻는 에너지

옛 선인들께서 음식은 편식하지 말고 "잘" 선택하여 먹어야 되며 잠(수면)도 함부로 아무 곳에서나 자려 하지 말고 가려서 자야한다고 하였다. 음식은 시각이나 후각 또는 미각으로 확인하여 "잘" 선택하여 먹으면 되지만 잠은 잘못 선택하여 자게 되면 오히려 더 피로하고, 숙면(熟眠)을 하지 못하면 내, 외적의 신체 기능세포가 술에 취한 사람처럼 기능의 중심을 잃게 되며 더 나아가서는 정신적 질환도 발생케 된다. 수면(잠)으로 얻는 에너지는 창작적 기능세포를 제

기능토록 하는 장수기준의 5대 기준 속에 하나이다.

어떤 일로 잠을 설치(선잠)거나 밤을 새워 잠을 못자면 다음날 아침에 어떠한지 한번 격어 본 적이 있을 것이다. 다시 말하면 잠(수면)을 제대로 자지 못하면 정신도 몽롱해지고 입맛도 떨어진다. 과거에는 수사기관에서 피의자를 조사할 때 야간에 잠을 제때 재우지 않고 정신을 혼미하게 하여 조사함도 알 것이다. 특히 우리는 선조님을 잘 만나서 우리 체형에 맞는 에너지 충전소인 수면 문화를 잘 받았다. 그것은 구들장 문화 즉 온돌방이다. 어느 독자도 여건만 된다면 구들장 온돌방에서 생활하고 싶지 않을까.

우리 신체조건은 다른 나라 사람하고 다르게 신체 차이가 난다. 상체의 무게 중심이 아래로 쏠리고 과거에는 짐을 운반하는 지게를 양 어깨에 메고 생활하였고 지금은 과학 문명의 노예가 되어 컴퓨터나 잘못된 운전 습관 또는 서구식의 기준에 맞춘 사무용의자 생활로 인하여 상체 부위 등뼈 1~7번 사이가 뒤로 변형되어 몸속 장기 기능도 저하시키게 된다.

제각기의 하루 일과를 마치고 잠을 잘 때 우리 수면 문화인 구들장 온돌방은 딱딱하다. 여기에 자연의 침구재료인 목화솜으로 된 침구를 바닥에 깔고 이불을 덮고 잤다. 이때 베개만 신체조건에 맞춰 잘 선택하여 베고 눕게 되면 자연의 법칙에 따라 자신 모르게 하

루의 일과 중에 변형된 등뼈가 조금씩 서서히 본래대로 정체(正體)

되어지는 철학(哲學)적으로 설계된 우리의 수면 문화다. 만약 상체

가 크고 하체의 무게보다 상체가 무거운 우리나라 사람이 서구 유럽

의 수면문화인 침대나 매트리스(Mattress)위에 잠을 자면 구부러진

(변형된) 등뼈가 본래대로 정체되지 않으며 또한 머리를 받쳐주는 베

개를 높게 베게 되면 더더욱 등뼈와 목뼈가 함께 변형되면서 더 큰

고통을 준다. 그래서 고침단명(高枕短命)이라 했든가.

우리나라 사람의 엉덩이는 작고 상체가 크므로 허리 통증을 느

끼는 사람이 많다. 특히 여자보다는 남자가 더 많다. 이것 역시 딱딱

한 자리에 누우면 신체 앞으로 상체의 무게에 의하여 변형된(전만

증) 허리뼈도 자연적으로 복구되는데 도움이 된다. 그래서 양의에서

도 허리통증환자가 정형외과에 가면 간혹 의사의 의술 깊이에 따라

입원실 매트가 딱딱한 합판을 깔게 하여 사용한다.

독자들 중에 목화솜의 침구도 푹신하여 바닥에 깔고 자면 침대

와 무엇이 다르냐고 할 수 있지만 목화솜은 자연이다. 내게 허리(요

추) 통증이나 사·오십견 등 신체골격이 변형된 사람이 통증을 완화

하고자 찾아오면 만약 침대 생활을 한다면 잠자리를 바꾸라 하고

이를 약속치 않으면 건강지도를 하지 않는다. 왜, 그간 많은 사람을

건강지도 해 보았고 심우방 건강지도법은 철학이 근본이며 이러지

않으면 완치가 되지 않기 때문에 하는 말이다.

수면(잠)은 이틀밤을 이어 자야 오늘과 내일을 영위할 수 있다. 이것이 수면 철학이다. 예를 들어 오늘밤 자정(子正)부터 내일 낮 12시까지 자면 12시간 잤지만 그것은 하루 잠이다. 오늘 저녁 밤 10시부터 내일 새벽 5시까지 잤으면 비록 7시간 잤지만 이는 이틀 잠이다. 독자여러분! 어느 잠이 더 자신에게 유익할지 생각해 보자.

자연계 현상으로 우리 사람도 소우주라 했는데 매일 또는 어쩌다 아니면 주기적으로 에너지(포괄적 표현)를 생산하여 사용(소비)하여야 된다. 그래야 세상의 이치(理致)처럼 돌고 돌 것이 아닌가. 사람의 삶에 필요한 자연계 에너지를 생기(生氣)라 하는데, 생기는 오후 밤 11시~다음날 새벽 2시 사이에 가장 많이 생산된다. 앞서 말한 대로 자정부터 12시간 잠을 잔다면 그 잠은 하루 잠이고, 오늘밤 10시부터 내일 새벽 5시까지는 7시간이지만 이는 오늘과 내일로 이어지는 이틀(2일)간의 잠이다. 어떤 잠이 자신의 건강에 절대적 에너지 생산(생기)에 도움이 되려는지 전적으로 독자들의 몫이다.

하루의 일과를 다하기 위해 어제 생산 축적하였던 기(氣)를 오늘 사용하였는데 낮에는 근무하고 저녁(퇴근 후)에는 술이나 기타 여가를 밤늦게 보내고 생기(生氣)가 생산될 시간도 주지 않고 남자들이 섹스를 하여 몸의 에너지인 정자를 발산해 버린다면 한번 상상해 보

라. 우물(샘)에 물을 하루에 다 쓰고 다시 우물이 지하에서 조금씩 우물에 채워지고 있는데 어느 정도 물의 양이 채워지기 전에 또 물을 퍼 쓴다면 다음날 사용할 물이 고이는 시간이 더 오래 걸릴 것이고 아니면 물이 고갈(枯渴)되어 그로 인한 다른 연계적 상황이 발생할 것이다.

그래서 생기(生氣)가 생산되는 시간에는 섹스(Sex)를 하지 말라는 말이 있다. 특히 병마와 싸우고 있는 사람이 성욕에 못 이겨 이 시간에 섹스를 한다는 것은 삶을 포기하는 행위나 마찬가지다. 남녀 또는 부부가 나누는 섹스(성관계)는 분명히 생리적 현상이 다르다. 남자는 '양'질성이라 발산(공격)형의 성질이고 여자는 '음'질성이며 흡수형이라 했다. 여성이 오르가즘에 다다르면 온몸의 혈관이 확장되는 것과 같이 개운함을 느끼지만 남자는 반대로 피로감을 느낀다.[24]

수면으로 충전하여 얻는 건강에너지는 어떻게 수치로 표현할 수 없지만 잘 자고 나면 기분이 좋다는 것만은 사실이다. 농번기에 시골에 가면 밤늦게는 불을 끄라고 한다(소등). 가로등의 불빛도 농산물에 비치지 않게 가림 막으로 전구 등 한쪽을 가려서 도로만 빛이 밝혀질 수 있도록 함은 동식물도 빛이 있으면 낮으로 착각하여 혼란

---

24) 남녀가 결혼할 때 왜 이부자리를 여자가 준비하는 풍습인가. 평생을 남자 집에서 살림을 일구어 줄 사람인데 섹스란 상대를 위하는 것이 되어야 진솔한 관계가 아닐까. 생리적으로 여자는 개운하고 남자는 발산하여 피로하니 관계 후 편히 쉬라는 뜻이 아닐까.

을 일으키며 농산물도 수면을 잘 해야 건강하게 성장하기 때문이다.

"잘" 먹었다 - 어떤 것이든 자신에게 필요한 것을 "잘" 선택하여 먹어야 됨을 강조하는 표현(表現)이 "잘" 자이다.

① 가능하면 푹신한 매트리스 침대 잠은 피해라.

② 전기 제품의 장판 위에서 자는 것도 피해라.

③ 베개는 낮게 베고 수면을 취하라.(고침단명 高枕短命)

④ 잠옷은 면으로 된 옷을 짧게 입고 자거나 헐렁한 잠옷을 입고 자야 되는 것이 좋다. 왜, 피부의 촉각도 생명체라 모공(毛孔)이 숨 쉬도록 해 줘야 된다.

⑤ 이유 없이 잠은 이틀 잠을 자야 알찬 충전을 할 수 있다.

⑥ 수면실(방)은 항시 냉(찬공기)·온(따뜻한)의 공기가 1대 9의 비율로 순환되도록 해야 좋은 숙면(熟眠)을 할 수 있다.

⑦ 여름에도 차가운 바닥에 등을 대고 눕거나 잠을 자지 마라. 혹시 한여름 장마 시에 냉기나 습기를 없앤다고 한두 번 보일러를 작동하는 것을 아는가. 모르면 주위의 나이 많은 분께 여쭈어 보라.

끝으로 우리나라 사람의 신체는 하체보다 상체가 크고 무거워서 몸을 안정되게 지탱하고 평형을 유지하려고 신체골격이 생활하는 중에 조금씩 틀어지는데, 딱딱한 방에서 수면하게 되면 자신도 모르게 습관적으로 조금씩 틀어진 신체골격을 자연스럽게 정체(正體)시켜 준다. 그러나 만약 푹신한 곳에서 틀어진 상태로 수면케 되면 우선 편할 수는 있지만 신체골격은 틀어진 상태로 지속된다.

이와 같이 약 3개월(90일) 정도만 한번 바꾸어 수면해 보면 느끼게 될 것이다. "잘" 먹고 "잘" 자고 나면 대사 활동은 최상급이 될 것임을 알고 건강하고 살맛나는 삶이 되시길…….

노동(勞動)+유동(流動)+운동의 분류와 득과 실

노동이란 계획에 의하여 통제를 받으며 육체(肉體)의 에너지를 소비하여 그 대가를 받는 것이다.

그러나 노동도 정신적이든 육체적이든 자신이 소유하고 있는 최대 에너지 소유량보다 많은 양을 무리한 노동으로 소비하게 되면 이 또한 질병의 고통이 자주 발생할 것이며 따라서 삶이란 여정의 길이도 짧을 것이다. 그래서 무리(無理)하지 말라는 말이 있지 않던가, 조금 더 수입을 창출하고자 지나치게 자신의 체력 한계를 망각한 과욕적 노동은 도리어 수입보다 더 많은 고통을 준다는 것을 참고하시라.

유동이란 멈추어 있지 않고 움직임을 말함이다. 요즘 둘레길이니 올레길이니 하여 전국 지방자치단체마다 도시나 주거지 주위에 공원을 많이 조성해 놓았다. 여기에 보면 걷는 사람이 많은데 무엇 하느냐고 물으면 걷기운동 한다고들 답한다. 그럼 걷다가 뛰면 뭐라고 표현할까. 걷는 것도 운동이고 뛰는 것도 운동이라고 할까? 정확히 말하면 걷는 것은 유동(流動)이다.

그러면 뛰는 것은 당연히 운동이다. **호흡도 빨라지면서 대사(代謝) 활동도 빠르게 되는 것이 유동과 운동의 차이이다.** 앞으로는 서서히 걷다가 가볍게 뛰어보자.

★ 주의: 발은 항상 11자 형으로

걷거나 뛸 때는 발을 11자형으로 유지하자. 만약 8자형으로 걷거나 뛰면 양골반도 앞쪽이 벌어져 오히려 아니한 것만 못할 것이다.

운동 – 자나 깨나 사용하는 용어가 운동이다. 잠을 잘 때도 숨쉬기 운동은 하고 있으니 말이다. 성장기(어릴 때)가 아니라면 **운동은 솜뭉치가 물을 먹는 듯이 서서히 해야 운동으로 인한 고통이나 부작용이 없다.** 솜뭉치를 물위에 띄우면 수면 위에 떠 있다가 조금씩 서서히 솜이 물을 흡수케 되고 점점 솜뭉치가 흡수한 물의 무게에 의하여 물속으로 가라앉게 된다. 성인은 운동을 할 때 이와 같은 이치를 유념해야만 후유증이 없고 알찬 운동의 결과인 에너지가 몸에 축적된다.

기흉

자녀를 둔 독자들은 이것만은 꼭 알아 두어야 자녀건강에 도움이 될 것이다.

기흉(氣胸)이란 병명을 한번쯤 들어 보았을 것이다. 기흉의 증세는 필요 이상의 이산화탄소가 폐에 남아서 폐 확장활동에 지장을 주어 빠르게 걷거나 가볍게 뛰어도 호흡곤란을 일으키는 증세를 기흉이라 한다.

만약 성장기의 아이가 기흉으로 판정을 받으면 1차 유두(乳頭)에서 등 쪽 사이에 구멍을 뚫어 호스를 살갗에 꼽고 호스 끝부분은 물을 약간 채운 병에다 호스를 넣어두고 약 1주일만 지나면 이산화탄소가 자연적으로 몸 밖으로 배출된다. 이러한 처치 법은 일시적이다. 재발률은 거의 90% 이상이라고 말해도 무리가 없다. 또 다시 재발하면 반대쪽에다 위와 같이 시술하고 그 후 3차로 발병하면 가슴 중간(흉각) 부위를 개복(開腹)하여 이산화탄소가 압박하는 폐 부분을 절개해 버린다. 원인은 그냥 두고 결과의 기준에 맞추고자 절개를 해 버리면 우선은 숨쉬기(호흡)가 나아지겠지만 정상적 활동이나 생활은 안 된다.

기흉(氣胸)의 발병 원인은 쉽게 말하면 초등학교에 입학 시기 때부터 살펴보아야 한다. 과거 우리의 학교생활은 거의가 운동적 활동량이 상당히 많았고 매년 운동회와 주기적 체육시간도 있었다. 지금은 이와 같은 것은 전무(全無)하다. 또한 학교도 집 주변에 있으며 아니면 가까운 거리도 자동차로 등교하는 실정이다. 핵가족 시대에 자녀가 하나 아니면 둘이다 보니 부모의 욕심과 자녀에 대한 기대의 꿈이 공부만 잘하면 된다고 하는 안일한 생각과 마음이 컴퓨터시대 모니터 속에 빠진 지혜론자인 귀하고 귀한 자식의 삶에 진정 없어서는 안 될 건강을 잃고 있음을 무어라 해야겠나.

앞서 말했듯이 학교 입학 시기 때쯤 뛰고 달리며 운동이라는 선의의 경쟁 속에서 마음과 육체가 튼튼해지는 것이 성장기 청소년의 필수 에너지 활동인데 그러지 못하고 애석하게도 시대의 기둥인 청소년들이 흉추(등뼈) 측만증과 요추(허리) 전·후만증으로 등뼈에서 앞 가슴뼈(흉각)가 틀어지고 심폐운동이 성장 시 동반되지 않아 가슴뼈(흉각)의 이동거리가 확보되지 못하여 폐활량의 지장을 주게 되는 것이 기흉이라 했다.

생명체는 3분만 호흡하지 못하면 자칫 절명(絶命)할 수 있다. 탈이 나서 고치려면 정말 힘들다. 천하를 얻고도 건강을 잃으면 무슨 소용이 있겠냐고 묻겠다. 공부는 건강하면 언제든 할 수 있다. 성장기에 신체와 함께 발달하지 못한 증세가 기흉이다.

잘 짜여진 프로그램(Program)으로 기흉의 상태에 따라 일찍 치유의 길로 가면 자연히 100% 완치된다.

운동에 대하여 몇 자 적겠다. 내가 말하는 것의 기준은 중심적 정상인에 기준을 두고 있다. 살을 빼기 위해 운동 중이나 전, 후 한 시간 내로 갈증을 참지 못해 물을 먹게 되면 운동으로 확장된 혈관이나 근력과 근육의 관이 물로서 지방과 함께 채워지며 일시적으로 체중이 빠질지 몰라도 절대 안 된다.

반대로 체중을 늘려야 하는 사람은 운동 후 따뜻한 물을 먹으라. 가능하면 밖에서 자연과 함께 뛰는 운동을 많이 하면 더없이 좋다. 10분 뛰면 우리 몸에 대사 활동은 그 무엇을 먹는 영양소보다 좋으니 하루 10분이라도 매일 안 되면 짝, 홀수 날이라도 1개월(30일)만 꾸준히 뛰는 운동을 해 보면 그냥 두라고 해도 멈추지 못하리라.

운동 후 허리를 풀어주는 운동으로 엉덩이 치기(사진 참조)를 보면 상체가 아래로 내려쳐진 것을 본래대로 복귀시켜 신체 골격계의 제 위치로 길잡이 한다.

과욕, 과식, 과음 등이 나쁘다는 것을 알 것이다. 운동도 욕심내어 과하게 하면 아니 한 것만 못함을 명심하시고 적당하게 꾸준히 하는 운동은 그 어떤 에너지보다 좋다고 할 것이며 먹고 자고 입고 운동해야 함이 기본적 건강 유지의 기초이므로 다른 것에 의존치 마시라……

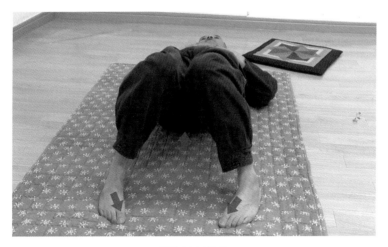
엉덩이 치기 운동

1) 가슴에 손을 올려놓는다.

2) 발을 무릎만큼 당겨 세워서 한발 길이만큼

   몸 반대쪽으로 편다.(엉덩이와 발뒤꿈치 거리 확보)

3) 무릎을 붙이고 발은 어깨넓이보다 벌리고

   발끝을 안으로 모은다.

4) 엉덩이를 최대한 올렸다 꼬리뼈 부분인 엉덩이로

   순간 바닥을 친다.

5) 5회 정도 치고 3분 정도 쉬고 다시 2~3회 운동을 한 후에

   다리를 펴고 약 10분 쉬었다가 일어난다.

24

신체골격의 변형에 의하여
발병할 수 있는 질병류

바른 신체골격의 유지는 몇 번이고 강조해도 부족하다. 외부로 나타나지 않으니 가볍게 생각하여 조금 불편해도 그냥 방치한다. 그러나 신체골격의 변형이 누적되면 결국 더 큰 고통으로 이어지고, 뼈의 보호 속에 순환하여 제 기능을 해야 할 기능혈이 제 기능을 못하면 장기의 기능도 연계하여 고장 날 수밖에 없다.

위로는 경추(목뼈)에서 아래쪽으로는 꼬리뼈(천·미추)까지 잘못된 생활습관이나 사고로 신체골격인 경추(목뼈), 흉추(등뼈), 요추(허리뼈), 꼬리뼈(천·미추)가 변형된다면 다음과 같은 질병이 발생한다.

특히, 성장기 청소년이 만약 신체골격이 바르지 못하면 성장(키)도 제대로 못하고 따라서 몸속 장기의 기능도 저하된다.

★ 경추(목뼈)

◆ 제1경추 – 신경성구토, 두통, 불면증, 안면신경마비, 반신불수, 어지러움, 뒷목이 아픔

◆ 제2경추 – 신경쇠약, 안면신경경련, 두통, 뒷목이 아프고 눈에 피로가 옴, 턱관절 질환

◆ 제3경추 – 신경성구토, 난청, 코, 귀, 눈질환, 냄새를 잘 모름

◆ 제4경추 – 기관지천식, 코피, 편도선염, 코감기

◆ 제5경추 – 기관지천식, 폐기종, 맛을 모름

◆ 제6경추 – 천식, 호흡곤란, 양팔에 힘이 없음, 갑상선종, 두통, 갑상선염

◆ 제7경추 – 어깨와 뒤쪽이 괴로움, 동맥경화증

★ 흉추(등뼈)

◆ 제1흉추 – 기관지, 심장내막염·외막염, 양팔 등이 괴로움, 폐기종

◆ 제2흉추 – 심장비대증, 심장수축확장 불능, 양팔저림, 기관지

질환, 혈압항진증

◆ 제3흉추 - 폐기종, 폐수종, 늑막염, 폐결핵, 일시성 질식

◆ 제4흉추 - 심포, 담즙과다증, 간장종양, 신경쇠약, 당뇨병, 취
　　　　　 장염, 가슴이 답답함

◆ 제5흉추 - 일반열성병, 발진, 설사, 신경성 식욕결핍증, 당뇨
　　　　　 병, 위질환, 취장염

◆ 제6흉추 - 위암, 위확장, 두통, 요독증, 소화불량, 신경쇠약,
　　　　　 적게 먹어도 배가 부름

◆ 제7흉추 - 적게 먹어도 배가 부름, 신경성 식욕결핍증, 위 암,
　　　　　 위궤양, 두통

◆ 제8흉추 - 간장질환, 담석통, 간경변증, 늑간신경통, 황달, 폐
　　　　　 렴, 당뇨병

◆ 제9흉추 - 비장하수증, 비장비대, 늑간신경통, 장소화(흡수)
　　　　　 불량, 간장질환

◆ 제10흉추 - 급만성신장염, 신경통, 요독증, 발진, 피부건조,지
　　　　　 방과다증, 변비, 설사

◆ 제11흉추 - 소장통, 요독증, 신경통, 비뇨지병성출혈, 변비

◆ 제12흉추 - 빈혈, 변비

★ 요추(허리뼈)

◆ 제1요추 – 피부염, 충수염, 변비, 결장염, 신경쇠약, 복부종양, 간장염, 빈혈, 자궁내막염, 월경통

◆ 제2요추 – 월경통, 자궁하수증, 허리 아픔, 다리가 쑤시거나 당김

◆ 제3요추 – 난소질환, 백대하, 자궁암, 불임증, 생식기질환, 간염, 자궁출혈, 허리 다리에 통증

◆ 제4요추 – 임질, 방광염, 불이증, 자궁출혈, 좌골신경통, 자궁전굴증, 월경질환, 허리 아픔, 다리 뒤가 당김, 부분마비

◆ 제5요추 – 빈혈, 다리가 아프고 허리에 통증, 대장, 좌골신경통, 관절염, 국소마비

◆ 천·미추(꼬리뼈) – 신체골격계의 방향키다. 상, 하체 유지밸런스 기능을 하며 신체교정 시 천·미추를 먼저 다스리고 교정을 해야 상·하 골격이 제 위치로 바르게 교정이 되고 꼬리뼈가 잘못 되면 또한 다음의 질환도 동반된다. 직장, 신경성 질환, 좌골신경통, 근시, 원시, 방광, 생식기 질환, 정신병, 만성 편두통 등이다.

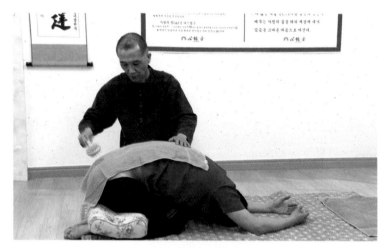

허리 통증환자는 지압 봉으로 꼬리뼈를 수회 먼저 두드려주고 허리등뼈를 가볍게 두드려준다.

첨부된 사진처럼 엎드리게 하여 꼬리뼈 위에 수건을 놓고 사진과 같이 지압봉으로 꼬리뼈 부위를 두들겨 주면 웬만한 두통이나 허리 통증은 사라진다. 신체교정술이나 기타 활법(活法)등으로 신체 교정을 하는 전문인은 필히 꼬리뼈(천·미추)를 먼저 다스려놓고 위로는 허리, 등, 목뼈와 아래로는 고관절, 무릎관절을 교정하면 바르게 교정(정체)된다. 꼬리뼈를 무시한 채 그간 교정을 해 보았지만 일시적일 뿐이다.

신체골격이 변형되어 장기의 기능 저하에서 오는 합병증

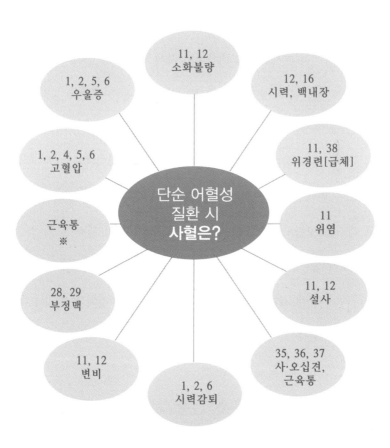

※ 기타 상세한 것은 부록의 사혈도 참고

신체골격계 변형에 따른 발생할 수 있는 질병류 편을 만약 건성으로 보았다면 다시 한 번 재독(再讀)하십시오. 그리고 자신의 몸 컨디션(Condition)과 비교도 한번 해 보십시오.

신체골격계는 자동차에 비유하면 차체 프레임(Frame)과 같은 것이다. 음식을 잘못 먹어 급체한 사람을 등뼈(흉추) 6번을 중심으로 5~7번을 유동케 하여 급체 교정을 하면 쉽게 내려간다. 자의든 타의든 사고에 의하여 허리(요추) 3~5번 뼈가 골절되면서 자칫 하체(다리)가 마비될 수도 있다. 가끔 주위에서 사고 때문에 휠체어를 타고 다니는 모습도 보았을 것이다. 신체골격계 중의 등뼈(흉추)를 과학의학에서는 신체의 기둥이라고 하는데 등뼈가 제 위치에서 제 기능하려면 허리(요추)뼈가 원만히 받쳐주어야 할 것이고 허리(요추)뼈와 등뼈(흉추)가 원만히 받쳐주면 머리를 받들고 있는 목뼈(경추)가 제 기능을 할 수 있지 않을까!

등뼈가 신체의 기둥이라면 기둥을 받쳐주는 주춧돌은 허리(허리뼈)이며, 이 주춧돌이 안전하게 기둥을 받쳐주도록 건축물의 기초와 같은 꼬리뼈(천·미추)가 밑에서 잘 받쳐주고 제 기능을 하여야 위의 모든 뼈가 안전하게 제 기능을 한다. 양 골반(엉덩이)은 아름다운 조경에 비유해 보자.

이 모든 뼈의 기준은 꼬리뼈(천·미추)다.

허리뼈+등뼈+목뼈가 제대로 제 기능을 하려면 천·미추(꼬리뼈)가 양쪽 골반의 보호 속에 유지밸런스 기능을 해야 상부(上部)의 뼈도 제 기능을 한다.

예를 들면 비행기도 꼬리 날개가 방향을 유도하며 물고기도 꼬리가 방향을 잡는다는 것은 알고 있을 것이다. 저자는 꼬리뼈(천·미추)를 무시하고 신체교정법이란 영어로 카이로프락틱(Chiropractic) 한의에서는 추나요법, 무술에서는 활법 또는 활기도라는 교정법으로 허리 통증이나 목뼈 통증 등을 교정하고 있는데 꼬리뼈를 두고 교정하는 교정법은 순간 통증은 완화되지만 근본적 치료는 되지 않는다. '왜'. 상체의 허리+등+목뼈를 아래에서 받쳐주고 골격계의 운전수와 같은 밸런스 기능을 하는 꼬리뼈(천·미추)는 그냥 두었기 때문이다.

양의에게 우연히 강의를 하게 되었는데 양의에서는 신체골격유지 밸런스 기능역할의 방향키 같은 꼬리뼈를 퇴화(退化) 기관으로 알고 있으니 가벼운 허리통증이나 디스크 질환 등을 어떻게 고칠 수 있겠나. 한의사도 교육을 해 보아서 아는데 역시 꼬리뼈에 대하여는 아는 것이 없었다.

내가 서울에서 우연한 기회가 아니라 필연(必然)에 따라 S병원의 의사, 간호사분들께 생활건강 예방과 처치법을 강의하게 되었고 어떤 의사분의 딸이 만성 편두통으로 병원 약을 먹는다고 하여 상담하기에 편두통환자의 몸을 살펴보니 신체골격의 정상점수 100이라면 50정도는 변형(틀어져)되어 있었다. 물론 꼬리뼈도 꽉 끼어 있었으며 허리, 등, 목뼈까지 불편하다고 하여 꼬리뼈를 기준으로 신체골격 교정을 3번 받고 병원 약을 끊고 5번 교정을 받고는 수년을 고생한 만성 편두통이란 놈이 도망갔다. 독자들 중에도 만성 편두통이 있으면 인연 따라 만나겠지요. 아니 본 의서가 길잡이 하는 대로 하시면 이 정도는 독자 여러분도 쉽게 고칠 수 있다.

꼬리뼈와 고타법

신체골격에 대하여만 다 적으려면 한권의 책으로는 모자란다. 유동체 생명체중 직립보행하며 살아가고 있는 우리 인간(人間)은 뼈의 구성으로 살갗의 보호기능을 받아서 삶을 살고 있는데 뼈의 구성(構成) 기본은 **목뼈+등뼈+허리뼈+양 골반+꼬리뼈**의 구성을 신체골격계라 하며 신체골격계의 지지(支持)로 고관절(대퇴부)+무릎관절+발목관절이 연계되어 꼬리뼈(천·미추)가 신체 상하 유지 밸런스 기능을 하고 있음을 독자는 알고 책에서도 이해가 잘 안되면 심우방 홈페이지를 살펴보시라.

최첨단의 과학 의료기로 병 고친다고 온갖 자랑을 하는 양의에서도 꼬리뼈(천·미추)에 대하여는 명확한 해부학적 설명이 없고 만약 사고에 의하여 다치더라도 수술이나 기타 치료방법도 없다. 더 나아가서 세계 어디에도 꼬리뼈(천·미추)를 다스려서 신체골격을 정체(正體)토록 한다는 말이 있는가. 꼬리뼈를 중심으로 신체골격을 바르게 하여 몸 전체 기능을 살리는 치술(治術)을 **고타법**(叩打法)이라 하며 이를 누구나 본 의서에서 아니면 심우방 홈페이지에서 배워서 건강한 삶 아름다운 인생 행복한 내 삶이 될 수 있도록 세상에 공개함이 펜을 잡게 된 계기이다.

꼬리뼈(천·미추)에는 양쪽으로 각 4개씩 8개의 기본 혈점(血點)이 있고 응용(應用) 혈자리까지 합하면 12개의 혈점이 있는데 저자가 개발한 특허품 지압봉으로 자극(刺戟)하여 두드리고 치는 것이 **고타법**이다. 물론 자세는 **엎드려서 절(卩)하는 자세에서 꼬리뼈(엉덩이)의 혈점인 팔효혈을 자극 후 두드려 주는 것**이다. 순간 10초 정도 아프다. 신체에서 제일 강한 자리가 바로 꼬리뼈다. 엎드려 눕게 하여 한쪽 발을 가로로 꼬리뼈 위에 밟고 올라서 보면 알 것이다.

누워있는 피시술자의 체중 5배 정도의 무게는 꼬리뼈(천·미추)가 충분히 견딜 수 있도록 견고하고 정밀하여 신체의 그 어떤 신경계 기능 혈선이 꼬리뼈(천·미추)에서 교차하면서 생명유지의 정보 교환도 서로 하며 사람의 신체골격계를 유지밸런스시켜 제기능토록 하여 명(命)을 다스린다 해도 과언(過言)이 아닐 것이며 상대성으로는 꼬리뼈와 뇌가 상대성이란 철학으로 공존(共存)하고 있음도 알아야 할 것이다.

그러나 꼬리뼈 하나만 다스려서는 병을 고칠 수 없다. "왜" 음과 양의 상대성이란 진리(眞理)에 따라 심의(心醫)로써 환자의 마음을 바꾸게 하고 철학적으로 다스려야 한다. 어디서 무엇이 잘못되었는가를 환자 스스로 알고 깨우치게 하여 치유케 하는 것이 조화(調和)로운 심우방의 건강 지도술이다.

독자들께서 "왜" 이렇게 중요한 신체골격계와 명(命)의 운전수인 꼬리뼈(천·미추)에 대한 기능적 해부학편 신체골격계를 말미(末尾)에 싣느냐고 하겠지만(전주곡 없는 노래는…….) 그만큼 중요하기에 앞부분을 충분히 납득하여야 꼬리뼈(천·미추)에 대하여 이해와 납득할 수 있을 것으로 믿어 의심치 않아 말미에 싣는 점을 살펴 주시길 바란다.

종교의 철학은
행복이다.
행복의 기준은
건강이다.

– 한 인 –

특히 과학의학에서는 꼬리뼈를 퇴화기관으로 알고있으니 말이야...

25

저자가 보는 고혈압과 저혈압

고혈압은 왜 발생하는가?

웬만한 사람은 혈압에 대한 상식을 가지고 있을 것이다. 많은 사람이 혈압약을 먹고 있으며 또한 누구나 대상자이기에 관심이 많을 것이다. 물론 지상파 방송에서 수시로 건강방송을 하므로 시청자는 항생제에 현혹(眩惑)되어 있다.

약은 한번 입에 대면 끊기가 어렵다. 높은 고혈압이 어떤 고통을 자신에게 준다는 것을 병원의 담당의사로부터 듣게 되면 고정세포(오각세포)가 이를 기억하고 있으므로 자신은 이때부터 혈압이란 공포에 사로잡히게 된다.

고혈압은 왜 발생하는지부터 보라.

① 혼탁(混濁)하다.

② 운동을 안 한다.

③ 동물성 음식을 많이 먹었다.

④ 찬물과 찬 음식을 먹는다.

⑤ 인스턴트+트랜스 지방+음료수 등을 좋아한다.

⑥ 피자+햄버거+라면+가루음식(방부제포함) 좋아한다.

⑦ 통닭(치킨)도 좋아한다.(단, 방목하여 키운 닭은 제외)

이중 ③~⑦번의 다섯가지 음식은 먹으면 피가 되는 혈액의 원료이다. 고혈압 환자는 위 ①~⑦번까지 얼마나 해당이 되는지 한 번 체크(Check)해 보고 그 다음 자신의 직업 성향(性向)을 한 번 살펴보라. 삶의 충전소인 집에서 잠을 어떤 모습으로 자는지 즉 생활문화 습관도 한 번 살펴보면 "왜" 고혈압 환자가 되었는지 답을 알게 될 것이다.

신체 골격마저 틀어져 있다면 혈액순환이 제대로 되겠는가? 심장은 쉬지 않고 펌프질(운동)하여야 우리가 존재할 수 있는데 말이다. 즉, 피가 혼탁하면 불규칙한 피흐름이 발생하고 이것이 심장마비나 고혈압의 발병 원인이 된다.

앞서 신체 골격계 편에서 말했지만 남자는 여자보다 심장에서 펌프질해 준 혈관(동맥)이 신체의 위, 아래로 분배(分配)되는 동맥관이 2개이지만 여자는 자궁(子宮)으로 가는 소동맥관이 하나 더 있다고 하였다. 그래서 사회생활 많이 하고 노동으로 신체를 편향되게 사용하면 신체가 변형되어(틀어지면) 피의 순환에 장애가 되며 만약 혈액까지도 혼탁하다면 과연 순환이 제대로 될까? 그래서 고혈압으로 뇌경색, 뇌출혈, 심하면 뇌사 등의 환자가 여자보다 남자가 많다. 근래 와서는 식생활이 서구화되면서 젊은이에게 빈번히 나타나고 있다. (신체의 병목현상 부위는 목과 허리 부위다)

그럼 여자는 왜 남자보다 발병률이 낮을까요. 여자는 음적이라 했다. 음은 차가운 성질이고 찬 성질은 피가 모자란다는 것이다.(이유는 생리적인 것 참고) 또 하나 남자와 달리 자궁으로 소동맥관이 하나 더 있어 뇌 쪽에 압박을 덜하게 된다.

그러나 저혈압이 더 위험하다고 상식으로 알고 있을 것이다. 고혈압은 혈전용해제란 항생제를 먹으면 우선 혈압이 조정되지만 저혈압은 특히 양·한의의 방법으로는 절대 끌어올릴 수 있는 특별한 약이나 처치법이 없다. 저혈압 환자는 말 그대로 피가 적다는 것인데 빈혈+어지럼증 환자는 항상 몸이 차다. 피가 모자라니 몸이 찬 것이다. 따라서 체온이 저체온이다.

「21장, 여성 편 참조」

날씨가 쌀쌀해져 추우면 소변이 자주 마렵다. 이는 앞에서 말했듯이 날씨도 춥고 몸도 차면 신장과 방광기능이 수축되어 소량의 소변이라도 저장치 않고 방뇨키 때문이다. 특히 남자보다 여자는 몸이 "찬" 음적이어서 신장기능이 저하되는 비율이 남자보다 여자가 많다. 그래서 신장 기능 저하로 인하여 자궁기능도 제기능치 못해 수종(水腫)이나 건종 등 여러 자궁 질환이 발생케 된다.

저자는 그래서 여성은 신장과 자궁이 정상 가동된다면 건강하다고 할 것이며 피 생산의 원조인 음식도 "잘" 선택하여 먹고 체온유지가 되면 장기도 정상기능 하지 않을까 싶다.

그러나 여자란, 자체가 음과 양이란 이치에서 본다면 음적이라 찬 성질이므로 여성의 다수가 자신도 모르게 서서히 기능이 저하된 신장의 영양을 받아 자궁기능도 저하되었다는 것을 미리 알고 따뜻하게 해 주면(정상체온) 여성의 아름다움을 표출할 수 있을 것이다.

고혈압 치료

앞서 말한 대로 잘못된 생활습관을 바꾸고 음식도 가려먹고 운동하여 3개월(90일)만 모범생의 생활을 한 번 해 보아라. 그리고 심우방 홈페이지에서 저자가 올려놓은 교정체조를 같이 해 주어야 신체 골격도 유연하며 건강해질 것이다. 만약 허리기능이 약하면 허리

교정 운동요법도 동반해 보면 얻을 것이 더 많을 것이다.

혈압이 심하여 두통이나 어지럼증이 가끔 발생하는 사람이나 중풍, 뇌경색 등을 예방코자 하는 사람은 사혈도에 있는 1, 2번 혈점을 사혈해 보면 느낄 것이다. 암모니아(Ammonia) 냄새가 나는 어혈(瘀血)성의 나쁜 피를 사혈(死血)해주면 깨끗이 낫는다.

저혈압 치료

여성이 갑자기 놀라는 일을 당하면 깜짝 놀라면서 가슴에 손을 댄다. 이는 순간 심장 박동 수가 떨어졌다는 것이다. 왜, 순간 몸이 놀라면서 반사 신경이 확장되는데 이때 피가 한쪽으로 쏠려 일어나는 현상이다.

더욱이 여자는 피가 모자라서 저혈압인데 우선 식사요법을 다시 한 번 보고 잘 지키고 저지방 고단백성분의 오리고기를 마늘 소스(Sauce)나 발효된 고추장을 곁들어 자주 먹으라. 가끔 자연 방사하여 키운 장닭을 음양의 이치에 따라 마늘 아니면 인삼만 넣어서 백숙을 해서 먹고 필히 서서히 시작하여 호흡이 곤란해질 때까지 달리기 운동을 하면 고쳐진다. 물론 발을 8자로 달리면 도리어 손해다. 뛰거나 걸을 때는 꼭 11자형으로 걷든지 뛰든지 해야 상체의 무게에 의하여 골반이 변형되지 않는다. 그리고 좋은 양질의 물을 배출되는 소변보다 많이 먹고 몸을 따뜻하게 해주는 쑥뜸, 좌훈+배뜸(자궁)을 3개월(90일)만 해 보면 스스로 알게 될 것이다.

만약 가슴에 가끔 통증이 있는 환자는 무리하지 말고 한 번 더 하는 마음으로 사혈을 해주면 저혈압 치료에 도움이 된다.

사혈요법은 병 고치는 치료법중의 하나다.

그러나 특히 저혈압 환자는 더욱이 피가 모자라서 저혈압 현상인데 욕심으로 무리하게 사혈케 되면 빈혈이란 어지럼증으로 도리어 고생할 수 있다. 예를 들어 나무 기둥에 썩은 부위가 30%정도 있다고 하여 제거해 버리면 전체 버팀목에서 받쳐주지 못해 기둥은 부러지고 만다. 비록 기능을 못하는 죽은 피 즉 어혈(瘀血), 콜레스테롤(Cholesterol)이지만 자신 전체의 신체 버팀목과 같음으로 조금씩 사혈해 주면 반대로 피 생산 기능도 되살아나서 정상(혈압) 피 유지를 충만시켜 줄 것이다.

「사혈도 5~6번 자리 참조」

저혈압도 분명히 고친다. 문제와 답이 있듯이 발병도 의인(醫人)을 "잘" 만나면 그것이 병 고치는 법이나 약이지 않을까.

26

질병과 질환에 대하여
정리한다

  1) 오장육부(五臟六腑)에 고장이 나면 입으로 먹는 음식을 "잘" 가려서 먹고 적절한 운동으로 신체기능을 흔들어 깨워서 제기능케 하고 잘못된 생활습관을 바꾸면서 신체 골격계를 바로 교정시켜 주면 질 좋은 맑은 피가 몸 전체를 순환시킬 수 있도록 계획을 세워서 이행해 보시길(쑥뜸을 하여 장(臟)을 따뜻하게 하면 더욱 빨리 회복됨).

  2) 외적인 관절에서 발생하는 모든 통증은 신체 골격계의 변형으로 발생하는 것이므로 신체 골격계의 운전수인 꼬리뼈(천·미추)를

기준으로 고타법(叩打法) 시술 후 신체를 교정하여 신체 골격이 바르게 정체(正體)되면 유연한 신체골격으로 편하게 산다.

항상 하루 일과를 마치고 나면 5분만 자신을 위해 투자해라.

심우방 홈페이지에 들어오면 교정체조 동영상이 있는데 6번 몸전체 교정체조를 축으로 몇 가지라도 자신을 위해 5분만 투자하시고 이틀에 한번이라도 심우방 교정체조를 해 주면 그 어떤 보약보다 자신의 몸에 득이 될 것이며 교정체조를 열심히 숙지하여 마스터(Master)한다면 그 어떤 관절에 의한 고통의 통증은 발생치 않고, 있던 통증도 자연적으로 사라진다.

3) 기흉+운동처방, 턱 관절통 엘보, 디스크질환 등은 교정체조후 고타법으로 다스리면 완치된다.
「단, 턱관절 교정법은 홈페이지 참조」

4) 빈혈, 어지럼증은 여자에게 공포의 병이다.
철분제로는 한계가 있으니 **호흡이 거칠도록 달리기를 해라. 저혈압은 몸을 항상 따뜻하게 하고 뛰면 고칠 수 있다.** 물론 음식요법도 같이 해야 된다. 계획을 잘 세워서 3개월만 정말 모범생답게 한번 해보고 평가해 주기 바란다.

특히 여성은 신장과 자궁이 제 기능을 해야 건강하다고 했다. 추운 날 밖에 오랫동안 있으면 소변이 자주 마려운데 이는 신장과 방광이 추워서 수축되어 자주 마렵고 반대로 심장 박동 수도 평소보다 빠르게 뛴다. 이것은 신체의 온도를 올리기 위함이며 계속하여 누적되면 몸이 찬 여성은 장기와 생식기능도 고장날 수밖에 없음을 강조한다.

그리고 특히 여성은 몸이 차가워 1년에 **쑥뜸**을 4~50일만 꼭 하라. 어떤 보약이나 기능식품보다 건강에 좋다. 물론 음식도, 몸을 감싸는 의복(衣服)도 앞서 말한 대로 잘 선택하여 몸을 감싸주고, 음식도 가려 먹고 쑥뜸을 한다면 정말 좋다. 몸이 따뜻하여 정상체온이 유지되면 저혈압도 정상혈압으로 될 것이다.(여성은 날것을 함부로 먹지 말라.)

쑥뜸 과정은 다소 힘들지 모르지만 힘든 만큼의 몇 배로 얻는 것이 많을 것이다. 몸이 따뜻하여 몸 안에서 밖으로 모공을 통하여 피부가 원만히 숨 쉬게 된다면 피부 모공속의 지방이나 화장품 잔여 찌꺼기 등이 몸 밖으로 배출케 되고 따라서 맑고 고운 피부를 갖게 된다.

물론 얼굴에 사용하는 화장품 구입 부담도 적게 들겠지만 상대적으로 화장을 지우는 것도 쉽게 지워진다. 앞서 말한 대로 여성은 몸이 찬 성질이기에 그 어떤 여성 질환이나 질병은 몸을 따뜻하게 하지 않고는 고칠 수 없다. 일시적으로는 가능하지만 근본적으로는 정상적 건강을 유지치 못한다.

양의·한의·자연의술의
장·단점(長短點)

1) 양의(과학)는 철학이 배제된 채 결과를 치료의 기준으로 두기에
완치는 절대 못한다.

또한 사람의 몸은 하나의 핏줄(혈관)로 연결되어 각각 제 기능을
하고 있는데, 이를 신체 각 부분으로 분리시켜 내과, 외과, 정신과
등등으로 진단하여 치료한다는 것은 어불성설(語不成說)이다. 과학
적 수치에 의하여 진단하고 치료의 순으로 가는 것은 누군가에 의
하여 그 수치가 바뀌면 기준은 무너지는 것이므로 이런 방법으로는
21세기가 끝나도 줄기세포는커녕 암, 당뇨, 고혈압 등도 못 고친다.
(2002년 5월 15일 밤 9시뉴스에서 혈압의 기준을 10만큼 낮춘다는 뉴스

를 참고하자. - 94쪽 참조)

그러나 과학의학도 장점은 있다. 갑자기 사고가 나면 과학의료기기로 검진하여 수혈(피)도 해주고 산소도 공급하여 소생의 길로 열어가는 응급처치법은 나도 가히 인정한다.

2) 한의는 한마디로 약을 팔지 않고는 병원 유지가 어렵다.

작금의 의료제도로는 그렇다고 하여 특별히 병을 잘 고치는 것도 아니다. "왜." 한의학의 교재는 고의서(古醫書)에서 발췌(拔萃)하여 정리된 것에 의존하여 공부하는데 당시의 의서인 황제내경이나 동의보감 등은 그 당시로서는 대단한 의서다. 저자도 감히 인정한다. 하지만 지금의 과학 경쟁의 시대와 고의서의 시대를 지금의 기준으로의 본다면 얼마나 다른 세상인지 독자 분들도 한번 깊이 생각해 보아라. 그러면 이해될 것이다.

그러나 장점도 있다. 과학의학은 신체 일부만(아픈 부위만) 살펴보지만, 한의학에서는 몸 전체의 오각(五覺)을 살펴서 치료의 길잡이로 삼고, 잘 진단하여 처방하며, 환자에게 잘 맞는 약재로써 약을 처방하여 치료의 길을 열면 이 또한 장점이 될 수 있다.(처방과 한약재의 선택이 중요함)

3) 자연의술은 먼저 환자의 생활 상태를 살핀다.

그리고 환자의 마음을 열어 마음과 마음을 교차하면서 삶의 여정에서 잘못된 생활습관을 정신적으로 바꾸게 하며 자신 스스로 잘못됨을 인식하게 하여 소생(蘇生)의 길로 길라잡이 한다. 따라서 생명의 가치관도 느끼게 하여 자신은 물론 주위도 함께 이끌어 아름다운 삶의 길로 인도(引導) 하지만 이 또한 의술인의 자세와 가치(철학)가 근본적으로 평가되어야 하고 시간이 투자된다는 것이 단점이다. 그러나 환자 스스로 병을 고치도록 지도하는 자생치유법(自生治癒法)으로서 또 생명의 가치관과 존엄성을 깨우치게 하는 소생(蘇生) 철학으로서 그 근본은 자연의술(自然醫術)의 장점이라 아니할 수 있나.

사람의 목숨을 다스리는(치료) 것도 하나의 경영(經營)이다. 최근에 읽어 본 책, 「고전에서 경영의 답을 찾다」(조선앤북)에서 좋은 글귀가 눈에 들어오기에 옮겨 놓으니 자연의술인이 품고 간직할 만하다.

堅 忍 不 拔
굳셀 견 참을 인 아닐 불 뽑을 발

"굳게 견디면서 흔들리지 않는다"

저자가 보는
사상체질

저자는 2006년 3월 서울의 강남 교육장에서 한의사 등을 교육할 때만 해도 사상체질에서 팔상체로 진화하였던데 근래 와서 들어보니 16상 체질 또 어떤 이는 32상 체질까지 나뉘어 진단한다고 한다. 저자의 견해로는 한마디로 우습다. 이렇게 여러 갈래로 환자의 몸을 나누어 진찰하여 진단하는 것이 양의가 1차 수술하고 전이(轉移)되면 2차 수술하는 것이나 뭐가 다를까. 환자의 천금(千金)같은 생명체의 몸을 갈갈이 갈라놓고 진단하는 것이나 별반 다른 게 있을까 싶다.

앞에서 음과 양의 이치를 말했듯이 남자는 양이고 여자는 음이다. 남자를 음·양으로 해부하면 신체중심에서 위(머리)가 음이며 아래(발)쪽이 양이다.

정면에서 보았을 때 남자의 오른쪽이 양이고 왼쪽은 음이다. 또한 앞쪽이 음이고 신체 뒤쪽이 양이다. 다만 여성은 남자와는 달리 좌, 우만 다르다 여자는 오른쪽이 음이고 왼쪽이 양이다.

사람이 하루 일과를 마치고 잠을 잘 때 바로 누워(천장을 보고) 자는 것이 편할까요, 아니면 엎드려 자는 것이 편할까요. 방바닥이 음이기에 바로 누워, 양인 등 쪽을 바닥 쪽에 두고 바로 누워 자는 것이 편하지 않던가.

혹시 양의의 정형외과를 한 번 가서 다리 다친 환자들을 살펴보면 남자는 오른쪽 반대로 여자는 왼쪽 다리를 많이 다치는 걸 느끼지 않았는가. 여성의 경우를 설명하면 생리적으로 약한 오른쪽(음)을 양이 강한 왼쪽이 보호섭리의 순리에 따라 자신도 모르게 다급한 상황을 방어하기 위해 공격적 양의 성격인 왼쪽의 발이 먼저 반사작용으로 움직였기 때문이다.

철학적으로 사람 인(人)자를 저자가 해부하여 독자 여러분의 이해를 돕고자 한다. 결혼+부부에게 빗대어 인(人)의 뜻을 한번 음양으로 살펴보면 우리가 보는 정면에서 왼쪽 긴 획이 남자이고 짧은 획이 여자이다. 이는 남자는 왼쪽(음)이 약하며 여자는 반대로 오른쪽(음)이 약한데 서로 약한 쪽을 의지함이다. 어떤 이유에서든지 혼자 살면 순간순간은 편할지 몰라도, 사람 인(人)자처럼 서로 의지하며 창조적 삶을 살아가라는 뜻의 개념이 아닐까 싶다.

또한 신랑과 신부가 주례 앞에 서 있는 뒷 모습을 하객이 보면 왼쪽에는 남자, 오른쪽에는 여자가 서있다.(성혼선언 전의 위치)

이는 사람 인(人)자가 아니고 입(入 주례가 보는 방향)자이며 인(人)자가 되기 위하여 성혼선언하도록 결혼식장에 들어왔음을 뜻하겠고, 성혼선언문을 하객 앞에서 주례가 선언하면 이때부터 부부로 인정되며 서로 의지(意志)하고 살아야 한다고 하지 않나. 신랑, 신부가 돌아서서 하객(친지 포함)에게 인사할 때는 사람 인(人)자가 성립되는 것이다.

나는 이렇게 생각한다. 우리의 삶에는 철학(哲學)이란 근본적 뜻과 법률이란 것이 항상 함께 동반된 삶을 살지 않는가 싶다. 그래서 나는 사람체질을 믿지 않는다. 그냥 의술인(醫術人)으로서 참고할 뿐이고 누구나 알기 쉽게 남자(양), 여자(음)으로 간단하게 나누어 놓고 각기를 철학적으로 살펴보면 아무리 중한 병에 걸려도 답은 있다. 상대성의 원리에 따라...

밥이 보약이요,
밥의 힘이 최고이며 약은 없다

13년 동안 수많은 사람의 정신과 육체를 건강지도했다는 심우방 의서에 무슨 약재가 어떤 병에 특효가 있으니 먹으라는 말이 없다는 것을 어떻게 생각하시나. 그렇다. 삶이란 기초에는 '기준'이란 근본이 갖추어져야 알찬 삶이 된다. 그러려면 먼저 먹어야 존재할 수 있으므로 **음식요법**(식사법)을 잘 지켜야하고, 또 상대성 원리에 따라 바른 **생활요법**이 함께 갖추어져야 된다. 그러지 아니하고 건강한 삶 행복한 여정은 어불성설(語不成說)이다.

인터넷에서 보면 의학이나 의술도 아니 심우방 의서도 필요 없다. 수많은 불로장생(不老長生)의 정보가 게재되어 있어 못 고치는 병이 없으니 더 이상 거론하고 싶지도 않고 독자들이 냉정히 판단하여 자신이나 가족, 또한 전문 직업인은 회원의 건강 길라잡이에 참고만 하자.

같은 한 부모 아래서 태어난 자녀도 지문(指紋)이 각기 다르며 생명(生命) 유지에 절대적 에너지인 혈액형도 다르게 태어남을 이의 치 못할 것이고, 엄마의 뱃속 자궁에서 280일(정상아)동안 태아는 엄마가 먹고 생산한 혈액 속의 영양분(먹이)에 의존하여 자라나서 세상 밖으로 출산된다. 물론 삶의 환경도 중요하겠지만 기본적으로 산모인 엄마가 어떤 음식을 어떻게 먹느냐가 정상아 출산을 결정한다. 그래서 생존의 기본인 조, 중, 석식을 꼭 챙겨 먹어야 한다. 임신으로 입맛이 떨어져도 태아를 보아서라도 먹으라고 주위에서 권하는 것을 기억할 것이다. 기본적인 하루 3끼를 먹고 중간(식간)에 가끔 과일이나 기타 태아에게 해롭지 않은 자연식을 먹는 것도 사실이다. 임신 중 산모의 생활이 특히 어떤 환경에서 어떤 음식을 먹고 있느냐는 태아가 어떤 성향의 태아로 태어나느냐를 결정하며 따라서 성격도 여러 형으로 성장케 됨을 알아야 한다. 쉽게 말하면 타고 난다고 하지 않는가요. 그래서 저자는 '밥이 보약이요. 밥의 힘이 최고이며 약은 없다'라고 한다.

만물이 소생하는 봄이 되면 주위의 금수강산에 너도 나도 약초라는 명목으로 식물을 마구잡이로 채취하는데, 욕심으로 뿌리 채 뽑든지 아니면 아련한 봄의 햇빛을 보고 자라고 있는 식물을 눈에 보이는 것마다 씨를 말리듯 무자비로 채취하는 것을 보면 청춘을 바쳐 자연의술의 길을 가고 있는 저자는 정말 마음이 아프다.

필요한 만큼(먹을 만큼)만 채취하고 남겨두면 상추처럼 또 자라서 여러 사람의 먹거리와 약재로도 사용할 수 있지 않을까 싶다.

말 못하는 식물이지만 생명체이고 도리어 우리 인간에게 많은 교훈과 영양을 주어 생명을 유지토록 한다. 욕심이란 굴레를 벗어나지 못해 마구잡이식으로 채취하면 정작 필요한 사람은 외국(중국)산 약재나 비싼 돈을 주고 구입해야 하며 이 또한 돌아보면 자신에 대한 평가일 것이다. 저자는 정중히 엄숙한 마음으로 부탁드린다. 제발 이러지 마십시오. 독자 분들의 주위 분들께 상기(上記)시켜 주시길 부탁드린다.

삶의 기본인 먹는 것을 앞에서 말했듯이 기본을 기준으로 지키고 신체 골격계도 반듯하면 혈액 순환이 잘 이루어지니 따라서 몸도 따뜻해질 것이다. 나도 어쩌다 주위의 환경에 따라 식사나 생활습관을 잘못할 때가 있다. 이럴 때는 필히 따끈한 물에 고추장을 한 숟갈 타서 먹는다. 입맛에 익숙해지면 맛좋다. 그 어떤 차보다도.[25]

과거 어렵게 살던 시절 우리 선인(先人)들께서 겨울에 짚신을 신고 먼 길을 떠날 때 버선 겹 속에 고춧가루를 넣어 먼 길을 가면 붉은색 고춧가루는 양질성이며 따뜻함을 발에(온기) 느끼게 하여 동상(凍傷)을 예방하는데 사용하였음을 아시는지······.

독자 분들도 저자와 인연이 되면 언제든 만나겠지요. "산"사람은 언제든 만난다고 하지 않던가. 본 심우방 의서에 전부다 싣지 못함을 이해 바란다. 그래도 궁금하신 게 있으면 인연 따라 만났을 때 시원하게 답해 드릴 것이며 심우방의 홈페이지에 들어오셔서 무료로 회원가입 하시고 질문하면 서면 답해드리겠다.

심우방 의서 독자 분들께서도 마구잡이식 약초 채취로 씨를 말리는 행위는 생명의 보존철학을 망각하는 것이다. 스스로 자신에게 짓는 죄임을 주위의 채취자 분에게 각인(刻印)시켜 자연 보호인(保護人)으로 거듭 나시길 부탁드린다.

유동체이든 고정체이든 생명체라 함은 生은 날 생이요, 命은 목숨 명으로 인지(認知)하지 않는가.

---

25) 앞에서 말했듯이 고추장차는 누구나 먹어도 된다. 물이 뜨거울수록 더 효과적이며 제조일이 6개월 이상 오래 될수록 건강에 더 좋으며 처음에는 힘들면 음료수 컵에 티스푼 2 ~3개에서 밥숟가락으로 넉넉히 넣어서 먹어도 된다. 물론 필자도 이렇게 먹고 있다. 특히 소고기나 바다고기의 날것인 회를 먹고 나면 반드시 고추장 차를 마셔라. 포화 지방을 파괴시켜 준다. (부록 고추장 차 먹는 사진 참조)

여기에 이글 한 구절을 독자 분들께 드린다.

생명체의 근본은 종족보존이며
종족보존의 기본은 가르침(교육)이다.

－ 韓印 －

얼만큼 좋은 양질의 유전자로 정상에 가까운 자식이란 생명체를 탄생시키느냐가 행복의 기준이 되겠고 또한 자식(후세) 교육은 나무를 키우듯이 때로는 나뭇가지도 자르고 제때에 가지를 자르지 못하면 나무는 잡목으로 성장케 되며 교육 역시 마음은 아프지만 자식 스스로 미래와 삶을 개척해 나가도록 그때 그때 교육함이 참 교육이 아닐까 싶다.

가(家) 화(和) 만(萬) 사(事) 성(成)
명약(名藥)은 기본적인 식사법이다

나는 학자도 아니고 국문학을 공부한 사람은 더더욱 아니다. 만고풍상의 50여년(11살 때부터) 걸어온 길에서 부딪혀 깎이고 깎여 더 깎일 것 없는 몽돌처럼 아픔과 슬픔을 깎고 이겨내서 지금까지의 여정에 만족하고 이에 후회 없는 삶에서 얻은 수확의 근본은 가화만사성에 부합되지 않는 사람은 세상살이도 힘든 삶을 살지 않겠느냐고 반문하고 싶다.

1. 자신의 몸 상태는 자신이 제일 "잘" 안다. 가능하면 종합검사를 받지 말라. 며칠만 "잘" 다스리면 본래 대로 회복될 것을

병원에 가면 재수 없이 자칫하면 긁어서 부스럼 만든 격으로 환자 아닌 사람이 환자가 된다.

2. 사고를 제외한 모든 질병이나 질환은 잘못된 자신의 습관에 의하여 서서히 지속되어 한계에 도달한 것의 결과가 통증인데 한순간에 완치된다고 생각하는가. 천만에 잘못된 자신의 생활을 개선해 주면 자연적(自然的)으로 원위치 된다.

3. 자연치유술은 시간이 걸리지만 부작용 없이 치료된다. 수술＋양약 시술법은 성질 급한 우리 사람에게 딱 맞는 법을 양의나 제약회사 쪽에서 "잘" 활용하여 각종 방송으로 양의학 쪽으로 흡입시키고 있으나 만약 급하다는 이유로 수술 후 재발이나 전이, 부작용이 발생하면 엄청난 고통과 완전한 치료는 안 된다.

4. 자연요법의 부작용으로 양, 한의 쪽으로 선회(旋回)하는 비율과 양, 한의에서 돈 날리고 병만 키워서 고통과 함께 자연의술 쪽을 찾는 비율이 많은지 한번 살펴보라. 양의학 방법인 수술이나 투약은 미뤄도 늦지 않는다.

5. 가족 중에 중증 질환자나 병고가 있는 사람의 집안은 편할 수 없다. 반대로 아픈 사람이 없다면 더없이 밝고 행복한 집안이 아닐까. 행복이란 가정이 화목해야 느낄 수 있고 화목의 힘은 그 어떤 화학적 무기보다 강한 에너지를 생산시킨다. 둥지(집)는 만물의 영장인 사람의 심력(心力)과 체력(體力)을 갖게 하라. 가화(家和)는 삶의 욕구(欲求)와 욕망(欲望)을 일구어 줌이 만사성(萬事成)이 아닐까 싶어 이렇게 표현한다.

6. 당부의 말씀은 그래도 자신이 과학 쪽으로 흔들리면 아시아에서는 물론이고 암치료 전문 의사였던 곤도 마코트가 지은 책 「의사에게 살해당하지 않는 47가지 방법」이란 책을 한 번 보면 이해될 것이다.

7. 다음의 2가지 음식은 명약(名藥) 식품이다. 알려 드릴 테니 대상자나 보다 더 건강한 삶을 꿈꾸는 이는 가끔 해 먹도록.

가) 북어+무+두부

사람의 건강은 피가 쉴 틈 없이 돌고 돌아야 존재할 수 있다. 온
갖 음식재의 독을 그간 모르고 먹었는데 자신이 생산한 혈액을 먹
고 사는 세포도 독에 취해 있지 않을까. 몸속의 독만 잘 해독해도
건강은 원더풀(Wonderful)이다. 준비는 마른 명태(북어)+무(땅속에
묻힌 양질 무)+두부(구입하여 깨끗한 물에 담가 2회 이상 헹궈주면
간수를 충분히 제거) 3가지만 국을 끓여서 먹을 때 먼저 달군 솥에
다가 참기름을 적당히 붙고 잘게 찢은 북어와 무(깍두기보다 얇고
작게)를 1차 데친 후 맑은 물을 부어 끓인다. 국이 끓으면 불을 적당
히 낮추고 30분 이상 서서히 끓인 후 두부를 조각내어 넣고 조리를
마무리한다.

먹기 좋게 하려면 "잘" 담근 새우젓으로 간을 맞추어 먹으면 감
칠맛이 나고 몸에도 좋다. 건강이 나쁜 사람은 하루 2끼 정도 10일
만 먹어보아라. 그 외는 한 번씩 먹으면 평소 몸속의 혈관을 따라 돌
고 있는 독가스가 몸 밖으로 **빠진다**. 특히 남자는 꼭 이렇게 해 먹
어주면 간 기능이 상승된다는 것을······.

나) 국산 옥수수염 말린 것+우엉뿌라+엿기름+돌문어 말린 것+일반 감

여자는 신장(콩팥)이 좋으면 자궁기능이 원만하여 사랑받는다. 신장 기능의 역할은 정맥이 몸속의 오물(세포 배설물)을 전부 수거하여 신장에 보내면 걸러주는 여과(濾過) 기능을 하여 찌꺼기와 영양분(피)을 분류하여 찌꺼기는 소변으로 배출시키고 피와 수분은 다시 간으로 보내는 여과 기능을 신장이 하는 일이다. 정수기의 필터 같은 기능이다.

쉴 새 없이 먹고 배설하는데 신장 여과 필터는 처음처럼 깨끗할 수 없다. 만약 필터를 깨끗이 청소할 수 있던지 아니면 정수기 필터처럼 쉽게 교체할 수 있다면 아마 여자의 세상이 아닐까 싶다. 만약 신장을 필터처럼 교환한다면 그것은 망가진 후에 과학의학으로 시술하는 이식수술법이 아니고는 달리 방법이 없다.

저자는 10여 년 전에 신장세포가 죽어가는(사구체) 회원을 만나 신체골격을 바르게 하고 음식요법으로 생활철학을 가지도록 하였고 물론 몸을 따뜻하게 하는 것은 기본이며 다음과 같은 음식물을 1년 정도 복용한 결과는 10년 넘게 지금까지 예순이 넘도록 가끔 강의도 하면서 잘 살고 있다.

양, 한의학으로는 신장은 미안하지만 고칠 수 있는 방법이 없다. 있다면 혈액투석 '피를 기계로서 걸러 주는 법'이나 이식수술 밖에 없다.

독자들 중에 소변이 시원치 못하거나 자고나면 붓기가 자주 있으면 신장 기능부터 의심해 보라. 그리고 아래 음식물을 3개월만 먹으면 답을 얻을 것이다.

국산 옥수수염 말린 것 반근(300g)을 깨끗한 물에 씻어 살짝 물기만 짜고 + 우엉뿌리(1kg)는 깨끗한 물에 수세미로 껍질째 씻어주며 + 엿기름(싹 난 통보리 2되 3.2kg)을 깨끗한 물로 2~3번 살짝 씻어 주고 + 돌문어 말린 것(30cm이상 두 마리)과+ 일반 감 5개(단감+대봉은 제외)를 준비한다. 돌문어는 깨끗하면 그냥 사용하고 만약 감이 없으면 효과는 조금 떨어져도 곶감 5개를 준비하여 정수기로 정수된 물 35L부어 12시간 이상 탕제원에 가서 달여 낸 후 다시 봉지에 넣을 때 100℃ 이상 끓여서 봉지 당 110~120cc 정도의 양으로 담아 보관하고 식간에 한 봉지씩 따뜻하게 하여 하루 3번 음료수라고 생각하고 먹으면 된다. (신장 청소액)

다) 죽염(竹鹽)의 효능 – 혈액 속의 원초적 에너지

인간의 욕구와 편의주의에 의해 발생하는 오물은 전부 바다로 흘러간다. 이 많은 오물이 정화되지 않고 있다면 지금 우리는 존재할 수 있을까.

이는 바다의 소금과 빛 그리고 공기가 삼원화하여 정화시킨다. 정화된 물이 증발하여 지구의 생명에게 생명수로 내려주고 있음을 부인치 못할 것이다. 신진대사도 쉬지 않고 흐르고 통하면 고통이 없다. 원활하게 통하지 못하면 몸속의 피가 혼탁하고 혼탁한 피는 세포의 먹이가 되며 질이 떨어진 저질의 "피" 먹이를 몸속 세포가 먹게 되면 세포의 기능도 저하되고 이는 통증이나 질병으로 이어진다.

몸속의 모든 세포가 먹고 배출한 피는 정맥을 통하여 신장(콩팥)으로 집혈(執穴)되는데 신장은 여과기능만 하지 정화기능은 원만히 하지 못한다.

〈참고: 소금의 기능〉

1. 두부를 만들 때 간수(Natrium)를 사용하여 콩 속의 단백질을 응고 시켜 두부를 만든다.

2. 우리가 먹는 식자재에도 단백질이 있고, 이를 우리는 흡수케 되어 혈액 속의 단백질을 소금 속에 있는 간수 즉 나트륨(간

수)이 피를 응고 시킨다하여 과학에서 짜게 못 먹게 한다.

3. 우리가 먹는 음식은 신맛, 단맛, 짠맛, 쓴맛, 매운맛 등 오미 (五味)중에서 고온이나 고열에 태우거나 끓여도 변하지 않는 맛은 영원한 짠맛이다.(소금속의 나트륨(간수)이 제거 된 짠 맛은 생명(生命)유지에 원초적 에너지다.)

4. 무더운 여름날에 땀(수분)을 많이 흘린 후 탈진으로 두통이 동반 되는데 이때 간장을 물에 타서 먹으면 더위와 두통이 사라진다.

5. 혹시 죽염을 복용 중 헛기침이나 가래가 평소보다 많이 나오 면 기관지 기능이 약한 것이니 신경 쓰지 말고 먹는 양과 횟 수를 줄이고 계속 복용하면 치료에도 도움이 된다.

그러나 앞에서 말한 바와 같이 신장(콩팥)은 여과기능만 하고 정화기능은 못하니 착각하지 않기 바란다. 피가 정화되기 위해서는 나트륨(Natrium)이 제거된 순수한 불변의 짠 성분이 신체 조건에 따라 적정량 핏속에 함께 동반되어야 한다. 그리고 정화된 맑은 양질의 피가 힘 있게 돌고 돌아야 건강을 유지할 수 있다.

라) 홍화(紅花)씨 효능과 생강과의 궁합(宮合)

근래에 와서는 매스컴에서 홍화씨 효능에 대하여 자주 방송하고 있다. 독자 여러분들도 들어서 얼마만큼의 상식은 있을 것으로 안다. 흔히 뼈가 골절되던지 또는 관절 통증이 있으면 홍화씨를 먹으면 치료에 도움이 된다는 것을 익히 알고 있을 것으로 생각된다.

그러나 이 또한 과다복용은 절대 금하고 임산부나 또는 임신을 준비하는 여성은 복용치 마라.

골수(骨髓)란 호르몬성분이 미달되면 관절염이나 관절통증 등이 발병될 수 있고 남자는 특히 운동 에너지까지 보충되지 못하면 고개 숙인 남자(정력저하)가 된다. 골수가 부족하면 가벼운 충격에도 뼈가 쉽게 골절되고 이를 과학의학에서는 골다공증이라 한다.

남자든 여자든 평소에 가끔씩 생강을 연하게 차로 달여서 홍화씨 가루(티스푼)를 1회 한 스푼과 따뜻한 생각차를 곁들여 먹으면 약이 된다. (1일 2~3회 복용)

홍화씨의 단점은 과다복용하면 소화불량(체한 듯)이나 설사도 할 수 있으며 홍화가루만 먹으면 소화가 잘되지 않는다. 그래서 소화를 도와주는 생강차를 같이 복용한다.

왜 임산부나 임신을 준비하는 여성이 가려 먹어야 하는 이유는 홍화씨의 성질은 뼈를 튼튼하고 강하게 하는 골수를 생산하는 식품의 기능을 가지고 있으므로 만약 위의 여성이 먹게 되면 출산 시 산고(産苦)를 평소보다 더 겪을 수 있다.

모유를 먹이는 엄마는 출산일로부터 약 1년 정도 지나서 먹어야 되고 분유를 수유하는 엄마는 출산 후 약 100일이 지나서 신체골격계를 바르게 하여 홍화씨를 복용해 주면 출산으로 배출된 호르몬(양수) 보충에 도리어 도움이 된다.

무엇이든 과식, 과음하면 아니한 것만 못하다.

사람의 마음이란 그때그때 상황에 따라 변한다 하여 마음 심(心)자를 자신이 열자만 써 보아라. 각기 다를 것이다. 인간(인간)만큼 간사한 동물은 없을 것이다.

대답은 잘하지만 실행은 하지 않고 인정을 하면서 따르지도 않으려하고 자신을 합리적 평가에 올려 후회함의 동물이 인간이다. 그러나 철저한 자신의 희생으로 여러 사람에게 기쁨을 안겨 줄 수 있는 생명체는 사람(인간)밖에 또 있나요. 그런데 사람은 꿀도 약이다 하면 먹기 싫어한다.

저자를 의도(醫道)의 길로 갈 수 있게끔 먼저 세상을 떠난

전 부인도 만성신부증이란 병으로 시달리고,

박사라는 사람에게 짓밟히고 고통 받다

세상 하직했기에 누구보다 신장기능에 대하여는

저자 나름대로 공부하였다는 것을 알아 주었으면 한다.

앞에 말한 해독 음식인 북어국과 두 번째 말한 신장 여과기능 재생 식품은 모두가 음식이다. 따뜻하게 복용하여야 되고 음식으로 고치지 못하는 병은 그 어떤 약으로도 고칠 수 없음을 알아야 한다.

잎에서 만고풍상의 길을 지나
에너지 퇴비인 낙엽으로...

앞에서 여러 번 말했지만 생명체는 지구와 공존한다. 변화무쌍한 자연계 속의 우리 인간의 지혜는 그 어떤 무기보다 창조적, 지배적이다. 우리 인간의 지혜는 가늠할 수 없는 마음을 소유하고 있다. 상대성에 의해 창작 되어진 지혜가 무서운 결과나 아니면 아름다운 삶의 여정을 창조시킴이 변화무쌍의 길이 아닐까 싶다.

운명이란 가연성에는 웃고, 울고, 즐거운 날, 그렇지 못한 날들이 만약 내 삶에 없으면 무슨 가치가 있을까. 이러한 삶의 여정에 평가받는 가치관의 생명체인 우리 인간을 만물의 영장이라 표하고 이를 소우주라 했음이 아닐까 싶다. 왜 우리 인간을 만물의 영장(소우주)이라고 하였는가.

1. 신체 기둥이라고 과학에서 말하는 목뼈 7마디+등뼈 12마디+ 허리뼈 5마디는 모두 24마디이다. 이와 같은 것은 우리 삶의 생명변화(진화) 과정을 점칠 수 있는 24절기(節氣)를 신체 기 둥인 뼈에 비유하고.

2. 3분 이상 호흡하지 못하면 죽음으로 가게 되는 심장보호 갈 비뼈는 12마디이다. 이를 1년 12달에 비유하고……

3. 지구의 생명을 5대양 6대주라 할 것이고, 사람의 생명을 이어 주는 세포먹이 피(혈)는 오장육부가 생산함에 비유하고.

4. 과학의 수치 기준인 1년은 365일이고 정상인의 신체 온도도 36.5도이다.

지구상의 그 어떤 생명체의 동물이 이렇게 자연의 섭리와 가까 운 동물이 사람 말고 또 있는가. 이래서 소우주라 했다고 생각된다. 만물의 영장이라는 우리 인간의 몸에 병(아픔) 없기를 바라지마라. 자연에 의한 상대성에 의한 결과이다.

병고(病苦)란 말을 잘 해부하면 생명의 가치관을 깨우치게 한다. 자신이 잘못하여 몸에 병이 난 것이고 이를 반성하지 않고 한탄하면 고통의 길이고, 생명의 가치관을 알고 자신이 걸어온 길의 잘잘못을 알아 성찰(省察)하면 아름다운 인생의 길로 향할 것이다.

사람의 생명유지에 기준이 있어야 되고 삶이란 여정에도 기준이 되는 계획이 있어야 그 어떤 운명이란 가연성에 큰 흔들림 없이 존재할 수 있다. 이러한 길을 행하지 못할 때 바르게 인도(引導)함이 종교의 철학이라 생각한다. 그 누구도 자신 스스로 만든 병을 고쳐주지 못한다. 다만, 방법은 알려줄 수 있다. 행과 불, 생(生)과 사(死)는 글 한자 차이이지만 결과는 정반대이다. 마음은 육체를 움직이는 운전수라 했다. 대자연의 무형체인 지혜로운 자의 창조적 결과론인 또 하나의 무형체인 생각이란 것이 마음을 교란시켜 자신을 죽이기도 살리기도 웃기기도 한다.

심우방(心怡方) 의서(醫書)의 기본은 자연섭리와 생명체의 가치관에 대한 철학이고 그 철학(哲學)의 열매는 의술(醫術)이다.

심우방 의서를 보고도 시술적 면이 잘 이해되지 않으면 홈페이지를 방문하여 욕심내지 말고 천천히 배우면 누구나 집에서 그 어떤 신체 골격 뒤틀림으로 인하여 발생하는 고통을 고칠 수 있으니 많은 분이 공유(共有)할 수 있도록 주위에도 알려 주시는 것 또한 선(善)함의 길이다.

저자가 15여 년 공부하여 얻은 의술의 꽃과 향기가 내 삶의 초석이 되어 행복을 안겨 주었고 13년 동안 2만여 명에게 건강지도를 하면서 생명의 가치관을 깨우치게 되었다.

사람이 태어나서 위험함을 느끼고 알면 생명욕(生命慾)을 깨우치게 되고 성인이 되어 재물이나 권력을 갖게 되면 명예+과시욕(誇示慾)을 부리게 된다. 앞서 두 욕구는 누구나 가지고 있다. 단지 많고 적음의 차이다.

그러나 문제와 답이 있다는 것은 상대성의 철학처럼 음과 양의 이치가 있듯이 우리도 태어났으면 죽는 것이 당연하다. 인생 마무리 길의 가치관은 하루 이틀 만에 평가받는 것이 아니다. 이를 저자는 사후욕(死後慾)이라 하고 누구든 예외 없이 가야되는 길 편하게 가려면 사후욕(死後慾)을 평소에 잘 준비하여 고통 없이 생을 마감하자.

잡으면 놓을 줄 알고 가지면 베풀 줄도 알아야 이것이 자연의 섭리인 순리이다. 세상에 자기 것은 없다. 잠시 왔다가는 인생(人生)로에 가졌으면 놓을 줄 알아라. 굳이 자신의 것이 있다고 하면 사진과 신분증밖에 더 있겠는가.

저자 또한 의술로의 행복한 길인 의기술(醫技術)을 깨우쳐 13년 넘게 의인(醫人)으로서 주위로부터 정말 많은 사랑을 받았다. 뒤돌아 볼 여유 없이 정심(正心), 정도(正道)의 길을 앞만 보고 지금까지 걸어온 길이 정말 행복했다. 만고풍상(萬古風霜)의 삶도 살아 보았다. 나는 나의 운명(運命)의 길인 의술인으로서 그간 다녀간 많은 회원이나 새로이 맞이하는 독자 분들께 심우방 의백서(醫白書)를 출간케 된 것을 또 하나의 복(福)으로 알고, 이 복을 나누고자 독자 분들에게 요건만 갖추면 쑥뜸방을 할 수 있도록 건강지도도 무료로 교육해 줄 것이며 저자가 알고 있는 행복철학도 독자 분들이 배워서 주위의 아픈 사람의 고통도 덜어 주고 행복의 기준인 건강도 길라잡이 하여 덕(德)도 쌓고 수입도 창출할 수 있도록 무료 교육할 것을 약속한다.

공덕(功德)이란 지성(至誠)으로 마음을 가지라는 뜻의 공(功)과 그리하면 크게 좋은 일이 생기게 된다는 뜻의 덕(德)이 어우러져 이를 공덕이라 한다.

심우방 의서는 소설도 아니고 수기도 아니다. 의서(醫書)를 집필하여 세상에 출간한다는 것은 사람의 생(生)과 사(死)를 다루는 전문적인 생명(生命)의 길잡이가 되는 책을 내놓는 것이다. 자연은 손과 발이 없어도 지구의 수많은 생명을 지키고 유지시켜 주는데 의술 역시 자연과의 약속 없이는 의인으로 평가받지 못할 것이다. 저자는 30대초에 겪은 내 삶의 고통이 진화(進化)하여 의술이란 기술로 승화되고 만물의 영장인 사람의 생명을 다루는 전문인으로서 다시 태어나 13년간 2만여 명에게 사랑과 복을 많이 받았다. 13년의 길에서 또 한 번 진화된 것이 심우방 의서라는 복이다. 맨손으로 왔다가 맨

손으로 간다고 하지 않았는가.

세상에 버리고(갚고) 가는 것이 내 행복에 대한 빚짐이 없기에 남은 여생(餘生)을 편안하고 즐겁게 웃으면서 보낼 수 있지 아니할까. 그러므로 저자도 책을 출간하는 복을 받았으니 이를 세상에 갚아야 빚짐이 없어 편안한 여생을 보낼 수 있지 아니 할까 한다.

베품은 향이 없는 꽃이다.

지혜론자인 우리 사람은 분노의 눈물, 슬픔의 눈물, 기쁨의 눈물이 모두 같은 한곳의 눈물샘에서 흘러 나오지만 그 생산과정은 각기 다른 감정에서 표출됨을 철학으로 보아야 되지 않을까. 만물의 영장인 천금(千金)같은 사람의 생명을 함부로 다스리지 마라. 영장이라 함은 자신 스스로 옳고 나쁜 것을 알고 선의(善意)의 길로 가면 운명(運命)이란 가연성으로 인생의 길이 복(福)할 것이다.

저자의 내 고향 사람들 중 소수이든 다수이든 이 책을 보면 이 또한 "사람의 목숨을 다루는 의서를 말이야……." 아마 고개를 갸우뚱거리는 이도 있을 것이다. 그러나 13년 동안 탈 없이(부작용) 걸어 왔음을 가히 인정해야 하지 않을까 싶다.

심우방이 태동할 때 애써주신 심우방 봉사선생님들 언제나 나는 잊지 못한다. 13년여의 긴 심우방 길에 음으로 양으로 심우방을 지켜주시고 앞으로만 갈 수 있게 관심 가져주신 많은 분들의 그 마음을 헛되지 않게끔 남은 인생 헛되게 행(行)하지 않을 것을 책으로 표하면서 저자는 이제 심우방 의백서(醫白書)에 나의 27년 의도(醫道)의 길에서 깨우치고 얻은 소중한 마음을 담아 펜을 놓는다.

갑오년   오월

저자 조 증 래

저자가 걸어온
만고풍상의 길

일천구백칠십삼년 시월
나의 아버님 돌아가시고
지금까지의 삶을 일일이 다 적지는 못했다.
기억나는 것만 적어 본다.
이 정도의 걸어온 길만 보아도
순탄한 길이 아닌
만고풍상의 길이지 않는가...!

– 한 인 –

1973년	10월 30일	나의 아버님 별세
1973년	12월	현대중공업 건설부분(당시 조선공사)잡부에서
1978년	10월	기능공에서 책임자까지(현자 1차 확장공사)
		거제 고려조선(당시) 현 삼성중공업
		창원 현대양행(현 두산중공업, 외 3~4곳) 근무
1978년	10월	우성설비 설립(자영업) 비계, 배관, 제관업
1978년	10월	S-oil 대형기름 탱크 두 개 제작 설치공사
		(당시 한, 이석유 신축공사)
1979년	11월	군산 한국유리 플랜트 설치공사
		(현대 중공업 플랜트 발주)
1980년	6월	국가 정치 혼란으로 부도(광주사태)
1981년		성훈종합상사 설립(지금의 재활용업)
1982년		성훈정밀기계산업 설립(제조업 및 기계제작)
		가정용 자가 정미기 국내에서 최초로 연구개발에 착수
1984년	11월	서울대 농업기계화연구소에서 개발한 정미기 시험합격
1985년	1월	신한민주당 당시 경남 6지구당 핵심 참모 역할
1985년	2월	제12대 국회의원 선거 핵심 참모 역할
1985년	10월	저자는 머리를 다침
1985년	10월	저자의 부인이 시름시름 아프다가 병원에 결국 입원
1985년	12월	거래처의 계약해지 통보(정치적 탄압 추정)로 부도
1986년	5월 22일	매일경제신문과
	6월 14일	농민신문에 정미기 개발기사
1986년	7월 23일	집사람이 병원에서 홀로 영원한 세상으로
1986년	11월부터	한을 품고 의술 공부 시작...
1996년	초반까지	공부와 생업 차 조그마한 제조업 운영

1997년	6월 23일	제조업장에서 작업 중 우측다리 두 곳을 크게 다침
		(그 후 대학병원에서 지체 6급 판정)
1997년	11월 27일	IMF 외환 경제 위기와 함께 부도
1998년	1월	모든 걸 접고 충전
2000년	7월	건축경기활성으로 주택 건설업 (주)금우건설 설립
2001년	1월	울주군으로부터 APT 120세대 구영리에 허가 득함
2001년	2월	집에서 무료건강지도 심우방 태동
2001년	5월	APT분양 후 건설회사 매각
2002년	7월 20일	의료법위반으로 울산지방검찰청 수사과 구속
2002년	8월 9일	보석으로 석방
2002년	11월	울산 지방법원 항소심으로부터 벌금 700만원
2002년	9월	울산 울주군 소재 영업중지중인 울산 온천 내
		심우방 다시 개원
2005년	4월 2일	울산 현대미포조선 과장급이상 특강
2005년	10월	주위의 요청에 따라 서울 종로에서 민중의술 살리기
		서울, 경기센터 의술분야 총 책임자로 활동
2006년	1월	지인의 배려로 강남구 역삼동, 강남역 부근에서
		서울중앙교육원 개설
2006년	6~10월	서울 중앙 교육원에서 에스테틱, 물리치료사
		한의사 의술교육
2006년	3월 21일	미국 켈리포니아주 노벨대학에서
		한의학 명예박사 수여와 겸임교수 임명
2006년	11월	강남에서 송파구 석촌동 소재 제자의 샵으로 거주지 이사
2006년	12월	경기대학교 대체의학 대학원
		(사)한국미용·대체의학협회 초청 건강 특별강의

2007년 5월 15일   서 전장관님 파킨슨병으로 입소
2007년 9월 15일   서 전장관님 상태가 호전되어 댁으로 가면서
                 고문위촉해 줄 것을 요청하셔서 고문취임
2007년 11월   송파구 석촌동에서 경기도 가평군 설악면 소재
                 펜션으로 충전코자 이사
2008년 4월   경기도 가평에서 이사,
                 울산 중구 옥교동에 심우방 지도센터 개설
2008년 8월 21일   울산 상공회의소에서 울산 시민 무료 건강강좌 개최
2009년 3월   청와대, 국세청 등등 건강지도
2010년 6월   지인께서 서울 종로에 오피스텔 제공
                 월, 금요일은 울산에서 화, 수, 목요일은 서울에서 건강지도
2010년 10월 20일 S병원 건강검진센터 선생님들 생활건강 강의
2010년 10월 29일 울산 농업기술센터 회원 생활건강 무료강의
2012년 5월   또 다른 지인께서 서울 오피스 강남 교대역 근처로
                 제공하시어 이사
2012년 6월   울산 옥교동에서 현 건강지도센터 울산 남구 옥동으로 이사
2014년 오월   心怡方 의백서 출간(심우방 의술백과사전)

몽돌 1

깊고 높은 산중의 큰 바위가

어쩌다 떨어져 삐쭉하게 모가 난 작은 돌덩이는

골짜기를 따라 아래로 굴러간다.

이쪽 쿵, 저쪽 쿵 부딪치며 모가 난 곳은 하나 둘

떨어져 나가고 계곡의 물속에 잠기었다.

대수(大水)가 발생하면 그 물길 따라 이리저리 구르고

부딪치면서 못다 떨어진 귀퉁이가 마저 떨어진다.

가뭄으로 계곡물 말라서 뜨거운 햇볕에 달구어 지다가

다시 비오면 굴러서 바다에 도달하고 풍랑도 만나보며

짠물에 절여도 보고 요리조리 굴리어지다

더 이상 떨어짐이나

닳음 없는 그 돌 몽돌이다.

몽돌 2

가문이란 역사 오래됨에

격(格)이 있는 둥지의 환경 따라

우짜다가 떨어져 외로운 삶을 영위코저

이 세상 저세상 부딪히면서 아파도 보고

눈물도 흘려보며 땀도 짜보고 큰 꿈도 가져보건만

물질과 과욕이란 유혹의 강을 잘못 건너게 되면서

모진 풍파 겪어보고 아픔이란 성숙의 길목에 다다르면

더 이상 물러설 곳 없는 人生 다음 발 내딛는 곳에 따라

행·불의 길이 세상의 인생길 가늠한다.

★ 몽돌을 무기로 쓰면...

★ 몽돌을 받침으로 쓴다면...

부록

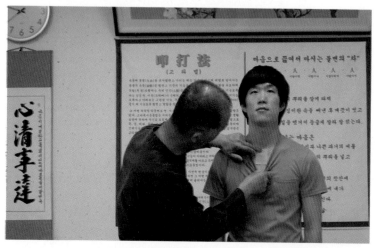

1. 작은 파스를 목이 쏙 들어가는 부분에 10% 정도만 걸치도록 하여 세로로 붙여 준다.

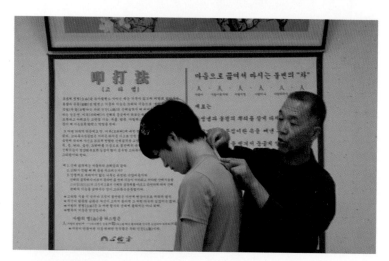

2. 머리를 숙였을 때 튀어나오는 목뼈의 마지막 7번(대추)뼈의 중앙에 파스가 위치
   하도록 세로로 붙여 준다.

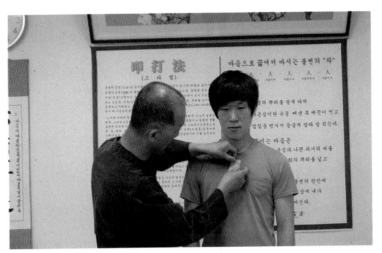

3. 가슴(유두)과 목(쏙 들어간 부분-처음 파스붙인 부분) 사이의 중간에 파스를 세로로 붙여 준다.

※감기 예방 처치법

1 어린이는 피부가 약해 파스 알레르기를 일으킬 수 있으니 파스 대신에 면으로 된 손수건을 목에 감아 느슨하게 앞으로 묶어주면 감기 예방에 도움이 된다. (특히 잠을 잘 때)

2. 어린이는 잠을 잘 때 위와 같이 목 수건도 하여주고 타월을 어린아이의 가슴 부위에 가로로 덮어두면 더욱 감기예방에 도움이 된다.

3. 여성분의 감기 예방 처치시에 혹시 외출코져 할때는 목에 붙이는 파스 모양을 하트(♡)마크나 자신이 좋아하는 모양으로 만들어 붙여주면 어떨까요.

4. 저자는 참고로 신신파스 제일 작은 것을 사용함

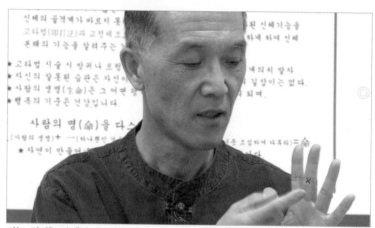

자는 경기(늘경기)나 우는 경기는 가운데손가락(중지)의 두 번째 마디에 보면 혈관이 새파랗게 돌출되어 보인다. 손톱으로 꼭꼭 눌러 준다(심폐경).

그래도 안 풀릴 경우 산초기름을 티스푼으로 반 스푼 정도를 아이에게 먹인다. 그 후 안정이 되면 면봉으로 자연발효 식초를 약간 아이의 코끝에 약간 발라 준다.

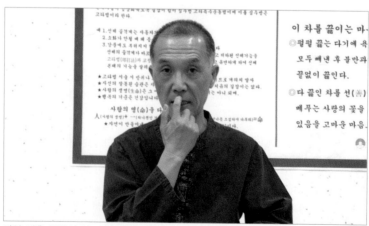

만약 검은 동공이 안보일 정도로 경기를 심하게 하면 사혈 침이나 바늘로 인중(코와 입술 사이)을 찔러 약간 피를 낸다.

생활응급처치 – 급체

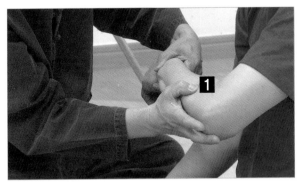

1) 환자의 팔을 90도로 꺾어서 그 꺾이는 부분에 시술자의 중지의 한마디를 갔다 대고 엄지손가락이 닿는 부분을 3회 이상 꾹꾹 눌러 준다.(피시술자가 통증을 느낄 정도)

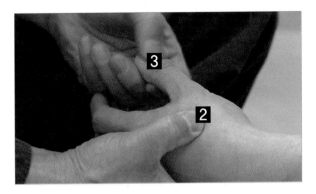

2) 환자의 엄지손가락과 검지손가락이 만나는 지점(합곡혈)을 3~4회 눌러 준다.
3) 환자의 엄지손가락과 손톱접합 부분을 十자를 3~4회 눌러 준다.

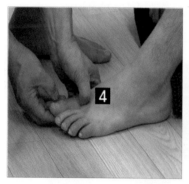

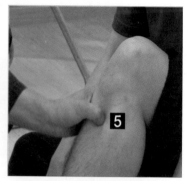

4) 환자의 엄지발가락과 둘째 발가락이 발목 쪽으로 만나는 지점(태충혈)을 눌러 준다.

5) 족삼혈(무릎 슬관절 아랫부분과 뒤 아랫부분의 뼈와 발쪽으로 삼각형으로 만나는 지점)을 3~4회 엄지손가락으로 꾹꾹 눌러 준다.

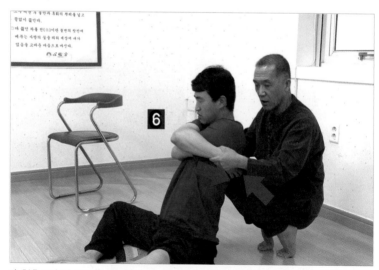

6) 척추 6번 뼈 부분을 문질러 준다. 양팔을 반대쪽으로 교차하도록 보내 시술자에게 가볍게 기대도록 하여 교정 가동거리를 시술자가 무릎으로 확보하고 위로 살짝 쳐 올려 준다. 만약 관절 소리가 1~2마디 나면 교정은 완벽한 것이다. 그리고 교정 후 손바닥으로 등을 몇 차례 두들겨 준다.

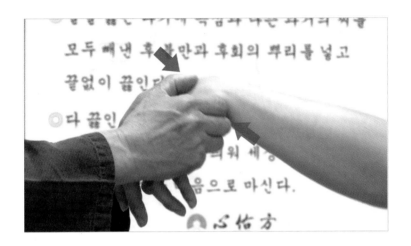

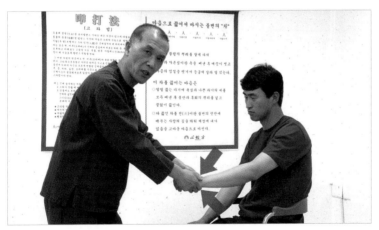

시술자가 양손으로 환자의 손목을 잡고 양 엄지는 피시술자의 손목관절 부위에 3등분 나누어 눌러 주고 나머지 양 손가락은 사진과 같이 피시술자 손목아래를 받쳐(사진 위) 시소처럼 교차하면서(사진 아래) 조금씩 압을 가한다. 이때 관절 소리가 나면 교정된 것 이다. 다만 압을 가할 때는 약에서 중, 강의 순으로 시술해야 한다.

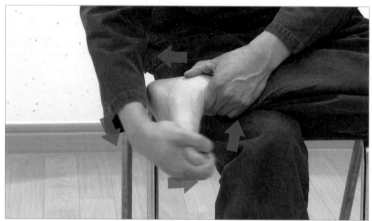

한손으로 양쪽 복숭아뼈 좌우를 잡아주며 손으로 발끝을 잡고 좌우로 돌려준다. 이때 발끝이 무릎을 향하도록 마음을 싣고 돌려준다.

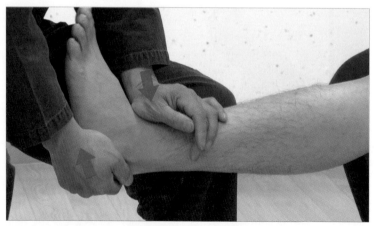

그래도 안 되면 환자의 발끝이 환자의 몸 쪽으로 향하도록 뒤꿈치는 당기고 반대 손으로 환자의 엄지발가락 쪽을 중심으로 발 전체를 잡고 좌우로 돌리면서 왼쪽으로 살짝 순간 강하게 돌려준다.

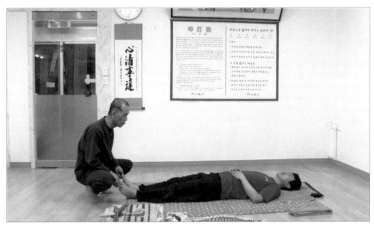

중지발가락 첫마디를 가볍게 문지르면 허리가 고장 난 사람은 아프다고 할 것이다.

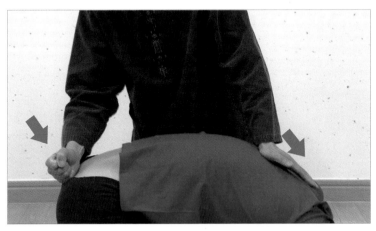

왼손은 환자의 양쪽 어깨 사이에 두고 머리 방향으로 지긋이 눌러주며 오른손은 손가락에 힘을 줘서 주먹을 꽉 쥐고 꼬리뼈를 환자의 반대쪽 치골부위를 향해 두드리고 친다.

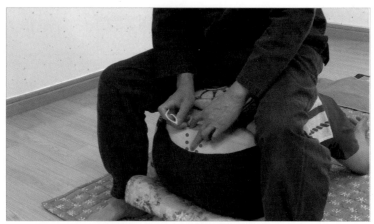

환자의 등에 수건을 깔고 앉아서 꼬리뼈 부분에 가볍게 찔러 자극시키듯이 하고 꼬리뼈를 두드리고 친다.

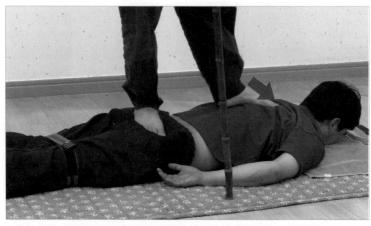

오른쪽 발은 꼬리뼈에, 왼발은 양쪽 견갑골 사이를 밟고 올라서 머리 방향으로 밟아 준다.(이때 피시술자의 무게중심은 꼬리뼈 쪽에 둔다.)

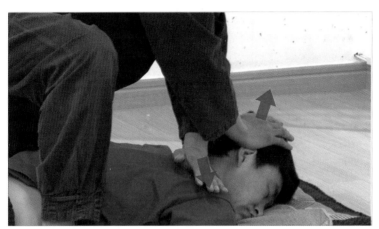

환자의 턱을 약간 들어주고 시술자는 손을 X자로 왼손은 시술자의 어깨를 고정시켜 주고, 오른손은 환자의 귀 위쪽을 살짝 눌러준다.(반대쪽도 같은 방법으로 교정해 주어야 한다.)

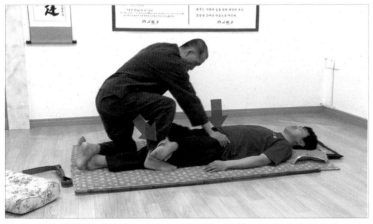

환자의 한쪽 무릎위에 수건을 깔아주고 그 위에 반대쪽 다리가 90도 되도록 접어 준다. 시술자의 발로 환자의 발을 고정시켜 주고 한쪽 손은 골반을 눌러주고 다른 한손은 접혀 있는 무릎을 눌러 준다.(반대쪽도 동일하게 취해 준다.)

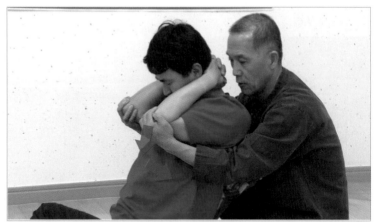

환자의 발바닥을 마주보게 하여 몸 쪽으로 당기고 팔이 바깥쪽으로 벌어지지 않도록 주의하며 방석이나 수건을 등뼈에 대고 환자의 팔꿈치를 그림과 같이 잡고 몸 쪽으로 1차 잡아당겨준 후 교정자세가 확보되면 등뼈 6~7번을 받친 무릎은 살짝 위로 올려주고 동시에 팔꿈치는 화살표 방향처럼 같이 당겨 준다. 이때 관절마디 움직임 소리가 나면 교정된 것이다.

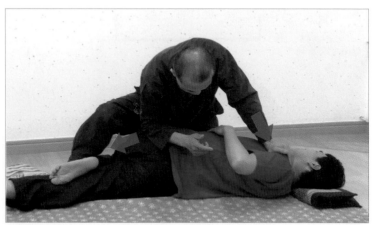

시술자의 한손은 환자의 어깨를 고정시키고 다른 한손의 팔 뒤꿈치로 환자의 골반에 힘을 가하여 피시술자 몸 쪽으로 환자의 몸이 틀어지게 하여 살짝 더 틀어 준다.
(단, 무리하게 틀면 오히려 환자가 공포를 느낄 수 있다.)

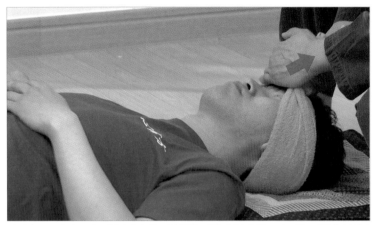

마지막으로 발이 V자로 벌어지지 않도록 발을 가볍게 묶어 주고 수건을 귀밑에 사진과 같이 넣고 수건 양쪽 끝을 들어 올려 1~2번 당겨 주고 환자의 턱을 아래로 내리도록 하고 수건을 테크닉으로 당겨 준다.

허리 통증 완화 운동법

<자신에게 맞는 운동 선택>

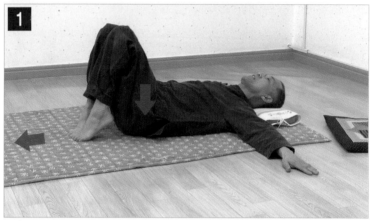

두 팔을 옆으로 뻗고 十자로 누워서 발은 최대한 몸 쪽으로 당기고 엉덩이를 들어서 발끝으로 무릎을 붙인 자세에서 공을 차듯 발을 앞으로 뻗어 준다. 이때 꼬리뼈가 바닥에 툭 떨어지도록 반복한다.

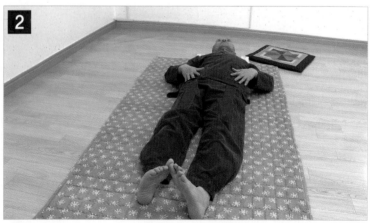

발끝은 모으고 뒤꿈치는 최대한 벌려서 골반을 위·아래로 10회 비벼준 다음 발끝이 떨어지지 않게 하고 발뒤꿈치는 사진과 같이 벌려 주고 엉덩이를 들어서 바닥에 친다.

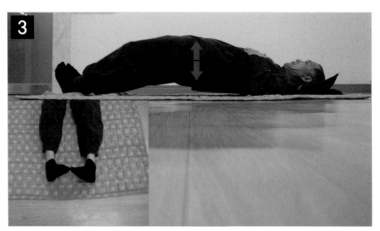

발끝은 모으고 뒤꿈치는 최대한 벌려서 양팔에 힘을 주어 바닥을 짚고 허리를 들어 바닥을 친다.

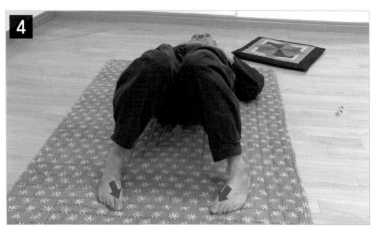

가슴에 손을 얹고 무릎만큼 가볍게 두발을 당겨서 무릎은 붙이고 발은 어깨 넓이보다 조금 더 벌리고 발끝은 안쪽으로 모으고 엉덩이를 들어서 바닥을 친다.

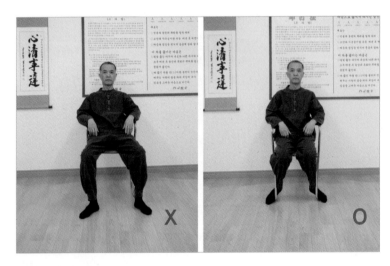

우리나라의 의자문화가 서구 유럽 기준으로 생산·사용되다 보니 다리가 짧은 동양인은 왼쪽 사진과 같이 같이 무릎을 벌리고 앉게 된다. 이러한 자세는 골반을 벌어지게 만들고 그렇게 되면 꼬리뼈가 제기능치 못하게 된다.

무릎 벌리는 습관을 바꾸기 어렵다면 등산복 같은 바지의 허리띠로 무릎을 묶어 주고 발은 반대로 오른쪽 사진과 같이 벌려 준다.

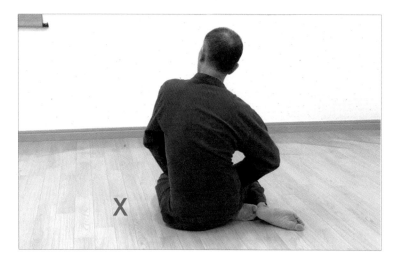

치마저고리 문화에서 서구 유럽 의복문화인 미니스커트와 바지문화를 접하면서 여성은
사진과 같이 앉게 되었다. 서서히 변형된 신체 골격은 신장 기능을 저하시키고 틀어진 골
반은 자궁의 기능도 저하시켰다.

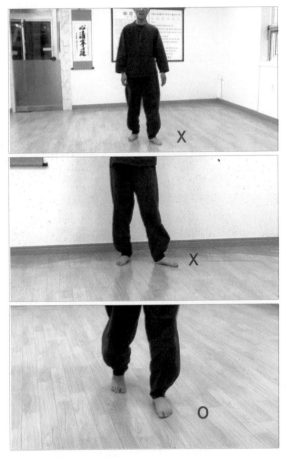

나이가 들수록 골반이 체격에 비하여 작은 우리나라 사람은 조금씩 뒤틀린 상체의 무게를 골반이 제대로 받쳐주지 못하여 골반도 틀어지면서 자신도 모르게 사진 위와 같이 8자 걸음을 걷게 되었다.

누적되면 골반 앞부분이 양옆으로 벌어지게 되고 따라서 신체 기능도 저하된다.

아래 11자 바른걸음으로 걷는 습관을 가지면 신체기능의 컨디션은 상승된다. 육상 선수는 8자로 달리 수 없음을 참고하기 바란다.

고추장차 마시는 방법

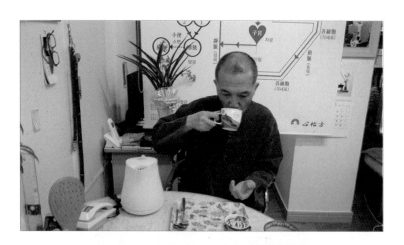

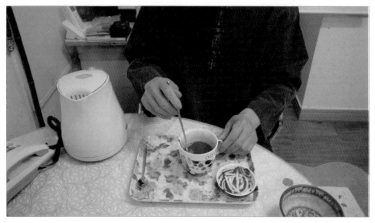

뜨거운 물을 먼저 컵에 조금 부어 컵을 데운 후 다시 물을 조금 더 채워서 위 사진과 같이 고추장을 티스푼으로 2번 정도를 넣고 완전히 풀리면 뜨거운 물을 보충하여 마시고 조금씩 양을 늘린다. 저자의 경우는 밥숟가락으로 가득히 넣어 먹는다.

저자의 고추장 차 시연

장속의 숙변을 제거하고 장 기능을 살리는 법

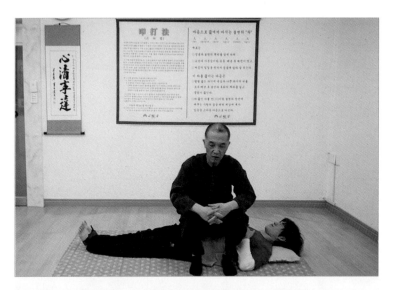

먼저 발이 벌어지지 않도록 끈을 이용하여 살짝 묶어 준다. 사진과 같이 피시술자가 편안히 누워 있도록 하여 피시술자의 배위에 수건을 가로로 놓고 시술자의 항문과 피시술자의 배꼽이 맞닿도록 자연스럽게 앉아서 서로 담소도 나누라. 단, 시술자는 무릎을 벌리지 말고 중심기능을 조절하여 피시술자의 장치료에 도움을 제공한다.

시술시간은 피시술자가 참을 수 있을 때까지 진행하고 20분정도를 매일 30일간 시술받을 수 있다면 숙변제거는 물론 장 기능이 정상으로 돌아와 유지된다.

신체골격의 변형으로 발병할 수 있는 질병류

★ 경추(목뼈)

제 1 경추	신경성구토, 두통, 불면증, 안면신경마비, 반신불수, 어지러움, 뒷목이 아픔
제 2 경추	신경쇠약, 안면신경경련, 두통, 뒷목이 아프고 눈에 피로가 옴, 턱관절 질환
제 3 경추	신경성구토, 난청, 코, 귀, 눈질환, 냄새를 잘 모름
제 4 경추	기관지천식, 코피, 편도선염, 코감기
제 5 경추	기관지천식, 폐기종, 맛을 모름
제 6 경추	천식, 호흡곤란, 양팔에 힘이 없음, 갑상선종, 두통, 갑상선염
제 7 경추	어깨와 뒤쪽이 괴로움, 동맥경화증

★ 흉추(등뼈)

제 1 흉추	기관지, 심장내막염·외막염, 양팔 등이 괴로움, 폐기종
제 2 흉추	심장비대증, 심장수축확장 불능, 양팔저림, 기관지질환, 혈압항진증
제 3 흉추	폐기종, 폐수종, 늑막염, 폐결핵, 일시성 질식
제 4 흉추	심포, 담즙과다증, 간장종양, 신경쇠약, 당뇨병, 췌장염, 가슴이 답답함
제 5 흉추	일반열성병, 발진, 설사, 신경성 식욕결핍증, 당뇨병, 위질환, 췌장염
제 6 흉추	위암, 위확장, 두통, 요독증, 소화불량, 신경쇠약, 적게 먹어도 배가 부름
제 7 흉추	적게 먹어도 배가 부름, 신경성 식욕결핍증, 위 암, 위궤양, 두통
제 8 흉추	간장질환, 담석통, 간경변증, 늑간신경통, 황달, 폐렴, 당뇨병
제 9 흉추	비장하수증, 비장비대, 늑간신경통, 장소화(흡수)불량, 간장질환
제 10 흉추	급만성신장염, 신경통, 요독증, 발진, 피부건조, 지방과다증, 변비, 설사
제 11 흉추	소장통, 요도증, 신경통, 비뇨지병성출혈, 변비
제 12 흉추	빈혈, 변비

★ 요추(허리뼈)

제 1 요추	피부염, 충수염, 변비, 결장염, 신경쇠약, 복부종양, 간장염, 빈혈, 자궁내막염, 월경통
제 2 요추	월경통, 자궁하수증, 허리 아픔, 다리가 쑤시거나당김
제 3 요추	난소질환, 백대하, 자궁암, 불임증, 생식기질환, 간염, 자궁출혈, 허리 다리에 통증
제 4 요추	임질, 방광염, 불이증, 자궁출혈, 좌골신경통, 자궁전굴증, 월경질환, 허리 아픔, 다리 뒤가 당김, 부분마비
제 5 요추	빈혈, 다리가 아프고 허리에 통증, 대장, 좌골신경통, 관절염, 국소마비

★ 천·미추(꼬리뼈)

기능	상·하체 유지밸런스 기능을 하며 신체교정 시 천·미추를 먼저 다스리고 교정을 해야 상·하 골격이 제 위치로 바르게 교정이 된다.
주요 질환	직장, 신경성 질환, 좌골신경통, 근시, 원시, 방광, 생식기 질환, 정신병, 만성 편두통 등

인체의 골격계

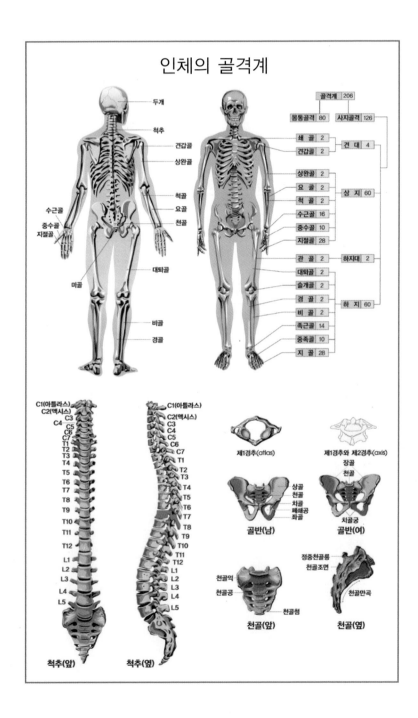

골격개 206				
몸통골격 80	사지골격 126			

쇄 골 2
견갑골 2 → 견 대 4

상완골 2
요 골 2 → 상 지 60
척 골 2
수근골 16
중수골 10
지절골 28

관 골 2 → 하지대 2

대퇴골 2
슬개골 2
경 골 2 → 하 지 60
비 골 2
족근골 14
중족골 10
지 골 28

앞면 골격 (남성, 뒷면)
두개
척추
견갑골
상완골
척골
요골
천골
수근골
중수골
지절골
마골
대퇴골
비골
경골

척추 (앞)
C1(아틀라스)
C2(액시스)
C3
C4
C5
C6
C7
T1
T2
T3
T4
T5
T6
T7
T8
T9
T10
T11
T12
L1
L2
L3
L4
L5
척추(앞)

척추 (옆)
C1(아틀라스)
C2(액시스)
C3
C4
C5
C6
C7
T1
T2
T3
T4
T5
T6
T7
T8
T9
T10
T11
T12
L1
L2
L3
L4
L5
척추(옆)

제1경추(atlas)

제1경추와 제2경추(axis)

골반(남)
상골
천골
치골
폐쇄공
좌골

골반(여)
장골
천골
치골궁

천골(앞)
천골익
천골공
천골첨

천골(옆)
정중천골릉
천골조면
천골만곡

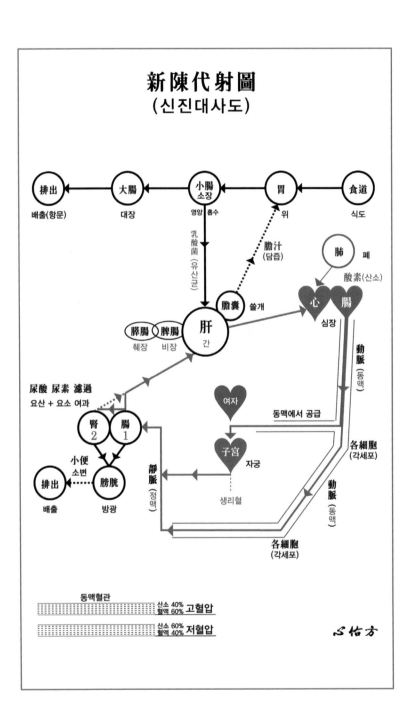

新陳代射圖
(신진대사도)

排出
배출(항문)

大腸
대장

小腸
소장
영양 흡수

胃
위

食道
식도

乳酸菌
(유산균)

膽汁
(담즙)

肺
폐

酸素(산소)

膽囊 쓸개

肝
간

膵腸
췌장

脾腸
비장

心
심장

腸

動脈
(동맥)

尿酸 尿素 濾過
요산 + 요소 여과

腎
2

腸
1

여자

동맥에서 공급

各細胞
(각세포)

小便
소변

子宮 자궁

動脈
(동맥)

排出
배출

膀胱
방광

靜脈
(정맥)

생리혈

各細胞
(각세포)

동맥혈관 ┄┄┄┄ 산소 40% **고혈압**
혈액 60%

┄┄┄┄ 산소 60% **저혈압**
혈액 40%

心怡方

부황(사혈) 요법 설명서

부황요법 시술시 체력저하 방지를 위하여 11, 12번 위, 장에 기본사혈 요망

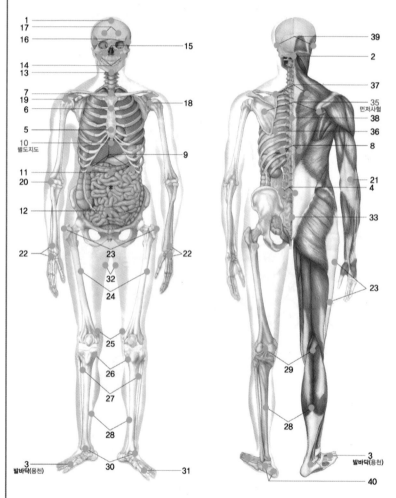

욕심으로 한번에 많은 양을 빼고나면 회복시에 상당한 어려움이 따른다.

1, 2, 3, 4	만성두통(중풍, 치매, 탈모, 고혈압 예방)
4, 5, 6	심, 폐(심근경색, 저혈압, 기관지, 천식, 기흉)
7	감기(감기예방 및 기관지 천식, 쉰소리)
8, 9, 10	신장, 간(신장기능 저하, 지방간, 피부병,
	만성피로, 아토피, 간염 예방)
11, 12	위, 장(소화, 영양흡수) 소화불량은 10번 동시,
	식욕부진, 급체시는 11, 38번 동시 사혈
	(단, 10번 사혈은 주의 요망)
13, 14	침샘, 풍치
	(입안이 마르고, 잇몸이 붓고 약할 때 사혈)
15, 16, 17	축농증, 시력
	(만성비염, 시력저하시 1, 2, 8번도 사혈)
18, 19	어깨 탈골 및 통증
	(팔을 많이 사용하거나 골프 후유증)
20, 21, 22	팔꿈치, 손목
	(팔저림, 손목을 많이 사용하여 발생한 통증)
23, 24	골만통(자세불균형, 엉덩방아, 좌골신경통)
25, 26, 27	무릎관절(류마티스관절, 무릎관절)
28, 29	알통, 오금(부정맥, 다리저림)
30, 31	발목, 무좀(발앞쪽 통증, 무좀 치료시)
32	전립선, 양반혈
	(소변기능 저하, 요실금, 양반자세, 전립선)
33	꼬리뼈, 치질(엉덩방아, 항문염증)
35, 36, 37	견비통(사·오십견시 35번 사혈 먼저)
38	급체혈(급체시 11번 동시 사혈)
39	귀울림(이명, 귀소리 사혈)
40	발목젖힘
	(발목을 젖혔을 때 뒤꿈치 통증시 28번과 동시 사혈)

심우방 고타법(心佑方 叩打法)

제1판 펴낸날 | 2014년 5월 8일
제2판 펴낸날 | 2019년 1월 9일
지은이 | 한인 조증래

펴낸이 | 박상영
표지디자인 | 윤일커뮤니케이션
펴낸곳 | 정음서원
서울시 관악구 서원 7길 24번지 102호
전화. 02-877-3038 fax.02-6008-9469
출판신고 | 2010년 4월 8일 제2010-28호

가격 | 15,000원
ISBN 979-11-950324-7-1 13510

심우방
http://www.simwoobang.com